Thorsten Schiffer
Stephan Geisler
Axel Knicker
Andreas Mierau

EINFÜHRUNG IN DAS KRAFTTRAINING

SPORTVERLAG *Strauß*

Bibliographische Informationen der Deutschen Nationalbibliothek
Die Deutsche Nationalbibliothek verzeichnet diese Publikation in der Deutschen Nationalbibliografie; detaillierte bibliografische Daten sind im Internet über <http://dnb.d-nb.de abrufbar.

Schiffer, Thorsten; Geisler, Stephan; Knicker, Axel; Mierau, Andreas
Einführung in das Krafttraining
Sportverlag Strauß, Köln 2010 – 1. Auflage
ISBN 978-3-86884-003-2

Fotonachweis
Hubert Horn, Horn Druck & Verlag GmbH & Co. KG, 76646 Bruchsal
Fotos 15 – 107, 108 – 115, 133 – 140
LUDWIG ARTZT GmbH, 65599 Dornburg
Fotos 165 – 180
KS Verlag, 50259 Pulheim
Fotos 141 – 156

Olympiaweg 1 · 50933 Köln
Tel. (0221) 8 46 75 76
Fax (0221) 8 46 75 77
e-Mail: info@sportverlag-strauss.de
http://www.sportverlag-strauss.de

Umschlag, Satz und Layout: Gesa Meyer, Berlin
Herstellung: Grafische Werkstatt von 1980 GmbH, Kassel
Printed in Germany

VORWORT

Die Sportwissenschaft befasst sich seit einigen Jahrzehnten intensiv mit diversen Aspekten von Kraft und Krafttraining. Die Forschungsergebnisse dringen jedoch häufig nicht bis in die Trainingspraxis durch. Die Arbeit mit Sportstudierenden sowie mit Athleten, Trainern, Patienten und Sportwiedereinsteigern hat gezeigt, dass viele enorme Schwierigkeiten haben, ein Krafttraining gemäß ihrer verschiedenen Zielsetzungen zu systematisieren. Ziel des Buches ist es, dem interessierten Leser die wesentlichen sportwissenschaftlichen und sportpraktischen Grundlagen des Krafttrainings sowie zahlreiche Trainingsvariationen mit verschiedenen Geräten und exemplarischen Trainingsplänen anschaulich darzustellen. Die für die Praxis relevanten naturwissenschaftlichen Terminologien und Sachverhalte werden für den sportwissenschaftlichen Anfänger und den interessierten Laien verständlich erklärt.

Die Autoren geben ihr Wissen, basierend auf ihren Tätigkeiten in der universitären Lehre, in der Medizin und in der Fitnessbranche in adressatengerechter Form weiter. Zur Vertiefung verweisen wir auf nationale und internationale Fachliteratur.
Neben Sportstudierenden, Athleten, Gesundheitssportlern und Trainern sprechen die Inhalte ebenso Physiotherapeuten und Mediziner an.

Für die fachkundige Durchsicht des Manuskripts bedanken wir uns bei Herrn Horst Allmann, für die Gestaltung und Bildbearbeitung bei Frau Gesa Meyer. Frau Petra Kadlec (KS-Verlag), Herr Hubert Horn (Horn Druck & Verlag) sowie die LUDWIG ARTZT GmbH (Produkte für Sport und Gesundheit) stellten zahlreiche Fotos zur Verfügung – auch ihnen danken wir herzlich.
Für anderweitige Unterstützung sagen wir Frau Barbara Klein sowie den Models Christina Hunneshagen, Ivana Seger, Jennifer Kalz, Jannis Kalninz und Florian Heiler vielen Dank.

Die Autoren im Dezember 2009

1 ZUM BEGRIFF „KRAFT"

In der Sportpraxis werden zahlreiche Kraftbegriffe verwendet. Schusskraft, Wurfkraft, Sprintkraft, Stoßkraft, Reaktivkraft, Relativkraft, Sprungkraft, Schnellkraft, Kraftausdauer, Maximalkraft, Absolutkraft und andere. Nicht alle sind eindeutig definiert. Anders sieht es mit dem **physikalischen Kraftbegriff** (F) aus, der eindeutig definiert ist als die einer Masse (m) zugefügten Beschleunigung (a):

$$F = m \times a$$

Somit ist die Gewichtskraft (Fg) eines Körpers gegeben als das Produkt seiner Masse (m) und der Erdbeschleunigung (g):

$$Fg = m \times g$$

Die Kraft wird in der Physik in Newton (N) angegeben.

Zunächst lässt sich der Bezug zur Muskelkraft nicht direkt ersehen. Vergegenwärtigt man sich aber, dass die Kraft als physikalische Größe auch in den Begriffen (Muskel)arbeit und Leistung steckt, so ist der Zusammenhang schon eher zu erkennen. Der Vorteil der physikalisch definierten Begriffe liegt in ihrer eindeutigen Definition.

Durchaus im Einklang mit den physikalischen Kraftbegriffen stehen die anatomisch-physiologischen Muskelmodelle, welche die Muskelkrafterzeugung erklären (Abb. 1). In ihrer einfachsten Form bestehen diese aus

1. den **kontraktilen Komponenten**, welche die Interaktion der in einer Muskelzelle enthaltenen Eiweißstrukturen Aktin und Myosin von der elektrochemischen Reizung der Muskelzellmembran bis zur konkreten Kontraktion beschreiben,
2. den **parallelelastischen Komponenten**, welche passive Bindegewebsstrukturen wie z.B. Titin umfassen, die durch ihre physikalischen Eigenschaften (Elastizität) die Kontraktion beeinflussen können, und
3. den **serienelastischen Komponenten**, die die Sehnen und Aponeurosen (Sehnenplatten) repräsentieren, über welche die Muskelkraft auf das Skelettsystem übertragen wird.

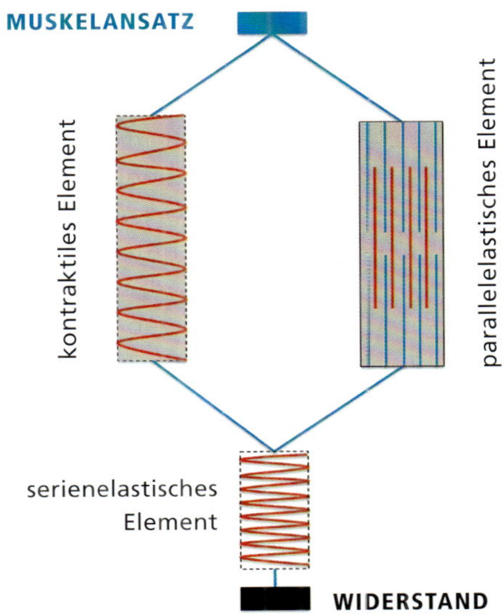

Abb.1: Modell einer Muskel-Sehnen-Einheit. Ein optimales Zusammenspiel dieser an der Muskelarbeit beteiligten Komponenten erlaubt die Entwicklung von Kraft durch Zugspannung. Die Haupterscheinungsformen der Kraft beim Menschen können in statische und dynamische Kraft unterschieden werden.

Die **statische Kraft** entspricht der Zugspannung, die ein Muskel oder eine Muskelgruppe in einer bestimmten Position willkürlich gegen eine Masse (dies kann auch die Masse eines Körpersegmentes wie Arm oder Bein sein) auszuüben vermag, ohne ihren Bewegungszustand zu ändern. Ansatz und Ursprung eines Muskels nähern sich dabei nicht an. Da sich die Länge der Muskel-Sehnen-Einheit nicht ändert, liegt der statischen Kraft eine isometrische Kontraktionsbedingung zu Grunde.

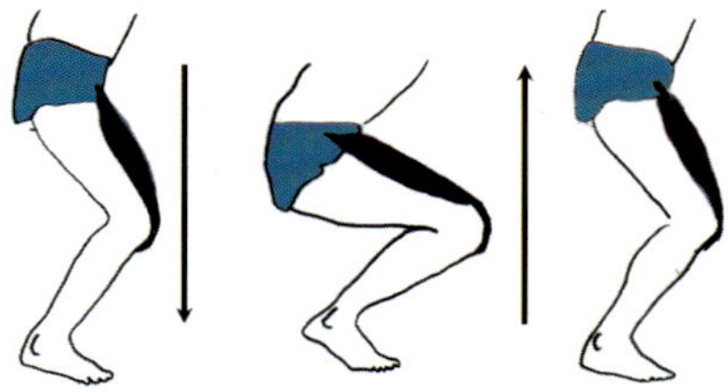

Abb. 2: Exzentrische, konzentrische und isometrische Kontraktionsbedingung. Darstellung der exzentrischen und konzentrischen Arbeitsweise der Kniestrecker während des Positionswechsels einer Kniebeuge. Beim „Tiefgehen“, Pfeil nach unten, arbeitet der Muskel exzentrisch, beim „Aufstehen“, Pfeil nach oben, konzentrisch. Eine Muskelkontraktion ohne Bewegung stellt für jeden Kniewinkel eine isometrische Kontraktionsbedingung dar.

Die **dynamische Kraft** ändert den Bewegungszustand einer Masse durch die erzeugte Muskelspannung. Dabei kann es sowohl zu einer Annäherung als auch zu einer Entfernung von Ansatz und Ursprung der Muskel-Sehnen-Einheit kommen. Im ersten Fall arbeitet der Muskel unter konzentrischen und im zweiten Fall unter exzentrischen **Kontraktionsbedingungen** (Abb. 2).

Da die statische Kraft experimentell exakt reproduzierbar ist, wird ihre Messung besonders für wissenschaftliche Fragestellungen genutzt. Die Messung der dynamischen Kraft ist auf Grund ihres Vorkommens bei allen Sportarten für die Sportpraxis von maßgeblicher Bedeutung.

Die größtmögliche willkürliche Kraftentwicklung eines Individuums wird als **Maximalkraft** bezeichnet. Sie wird unter isometrischen Kontraktionsbedingungen erreicht und ist deshalb der statischen Kraft zuzuordnen (nähere Erläuterungen siehe Hillkurve, Abb. 3 und 7). Der Begriff des Maximalkrafttrainings ist insofern irreführend, als er nicht die Verbesserung der hier definierten isometrischen Maximalkraft zum Ziel hat. Daher sprechen wir in Kap. 4 vom Training der **maximalen dynamischen Kraft**.

Die Maximalkraft wird von der **Absolutkraft** übertroffen, die nicht willkürlich zu mobilisieren ist. Sie stellt sozusagen das Brutto-Kraftpotenzial eines Muskels dar. Dieses kann durch gezieltes Krafttraining vermehrt nutzbar gemacht werden. So können Sportler in der Regel einen größeren Anteil ihrer Absolutkraft innerhalb der Maximalkraft mobilisieren als Nichtsportler. Selbst spezifisch krafttrainierte Athleten sind nicht in der Lage, ihre Absolutkraft komplett willkürlich zu mobilisieren. Dies kann unter speziellen Bedingungen wie Todesangst, Doping, Elektrostimulation oder Hypnose erfolgen.

Schnellkraft ist die Fähigkeit des Nerv-Muskel-Systems, Widerstände mit höchstmöglicher Kontraktionsgeschwindigkeit zu überwinden. Der **Schnellkraftindex** entspricht der Ableitung der Maximalkraft nach der Zeit, die benötigt wird, um die Maximalkraft zu erreichen (Abb. 9, S. 23). Unter hochdynamischen Bedingungen ist es sinnvoller, eine schnelle Kraftentwicklung als **maximale dynamische Leistung** (Power) zu betrachten. Diese wird bestimmt durch die Muskelkraft sowie die Geschwindigkeit (v), mit der die Kraft entwickelt wird. Daraus ergibt sich eine Übereinstimmung zum physiologischen Begriff der Leistung (P):

$$P = F \times v$$

Reaktivkraft ist die Fähigkeit der Muskel-Sehnen-Einheit, unter Ausnutzung der elastischen Energietransfermechanismen des **Dehnungs-Verkürzungs-Zyklus** (DVZ) und einer reflexgesteuerten Kraftpotenzierung in kurzer Zeit hohe Kraftänderungen (Impulse) zu realisieren. Zur differenzierten Betrachtung der Schnellkraft und Reaktivkraft zu Grunde liegenden Mechanismen verweisen wir auf Kap. 5.

Kraftausdauer ist die Widerstandsfähigkeit gegen die Ermüdung von lang anhaltenden Kraftleistungen.

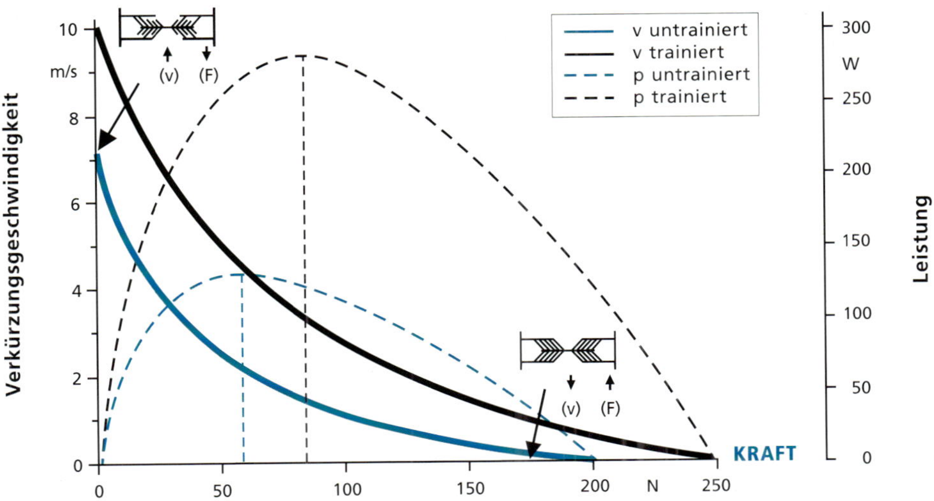

Abb.3: Beziehung zwischen der Verkürzungsgeschwindigkeit und der Kraft nach Hill. Die gestrichelten Linien ergeben sich als Produkt aus der Verkürzungsgeschwindigkeit v sowie der Kraft F und repräsentieren die physikalische Leistung P. Mit freundlicher Genehmigung entnommen aus de Marées (2003).

2 LEISTUNGSLIMITIERENDE FAKTOREN

Physiologischer Muskelquerschnitt

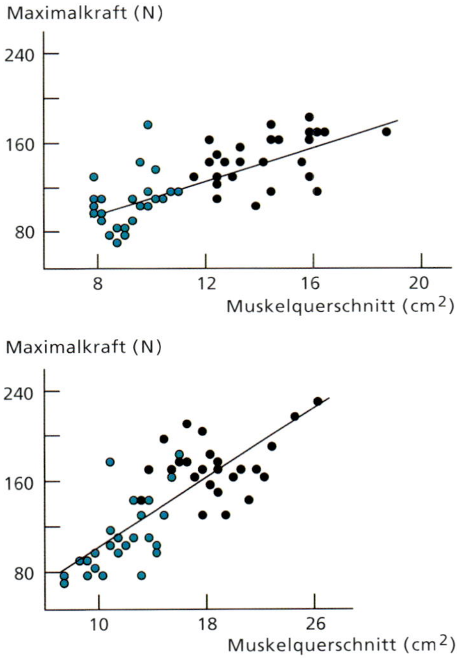

Abb.4: Beziehung von Muskelquerschnitt und Muskelkraft für zwei unterschiedliche Muskelgruppen (oben: m. biceps brachii, unten: m. triceps brachii). Modifiziert nach Zatsiorsky und Kraemer (2008).

Abb. 4 lässt erkennen, dass das Kraftpotenzial eines Muskels oder einer Muskelgruppe mit ihrem Querschnitt zunimmt. Der Muskelquerschnitt lässt sich durch Krafttraining gezielt vergrößern. Die Dickenzunahme des Muskels erfolgt beim Menschen vorwiegend durch eine Vermehrung der kontraktilen Elemente in den Muskelzellen (Muskelfasern). Dieser Prozess wird als **Hypertrophie** bezeichnet. Sie wird ergänzt durch eine Vermehrung der Zahl der Muskelfasern **(Hyperplasie)**. Die Trainingsform, die zu einer Vermehrung des Muskel(faser)-querschnitts führt, wird als Hypertrophietraining bezeichnet.

Körpergewicht

Im Gewichtheben und in Kampfsportarten wie Judo, Boxen oder Ringen treten die Sportler in Gewichtsklassen gegeneinander an. Dies ist auf den positiven Zusammenhang zwischen Körpergewicht und Muskelkraft zurückzuführen. Dieser Zusammenhang ergibt sich allerdings nicht von selbst. Er ist stark abhängig vom sportlichen Leistungsniveau. Bei untrainierten Normalpersonen besteht kein Zusammenhang zwischen Kraft und Körpergewicht (KG). Hingegen haben Kraftsportler mit großer Körpermasse eine höhere Maximalkraft als solche mit geringerer Masse. In der direkten Auseinandersetzung zweier unterschiedlich schwerer Sportler würde dies zu einer deutlichen Benachteiligung für den leichteren Sportler führen. Aus der Beziehung von Körpergewicht zur Muskelkraft ergibt sich der Begriff der **relativen** Kraft. Dieser gibt an, wie viel Kraft relativ zum Körpergewicht entwickelt werden kann. Dazu wird die Maximalkraft durch das jeweilige Körpergewicht geteilt (Fmax / KG). Ein Gewichtheber mit einem Körpergewicht von 130 kg bewältigt im Stoßen 227,5 kg. Dieser Sportler hat eine relative Kraft von 1,75 für die Disziplin Stoßen. Anders ausgedrückt: Er ist in der Lage, das 1,75-fache seines Körpergewicht zu stoßen. Ein anderer Gewichtheber mit einem Körpergewicht von lediglich 60 kg erreicht in der gleichen Disziplin 156 kg. Obwohl das zur Streckung gebrachte Gewicht deutlich unterhalb dessen liegt, welches der schwerere Sportler bewältigt hat, ist seine relative Kraft mit 2,6 deutlich höher. Er ist in der Lage, das 2,6-fache seines Körpergewichtes zu stoßen. In Sportarten, die nicht in Gewichtsklassen ausgetragen werden, spielt die Maximalkraft dann eine wichtige Rolle, wenn es darum geht, große äußere Widerstände (Sportgeräte oder Gegner) zu überwinden. Geht es vorrangig darum, den eigenen Körper oder leichte Sportgeräte zu bewegen, gewinnt die relative Kraft an Bedeutung.

Muskelfaserart

Neben dem Muskelfaserquerschnitt sind die Muskelfaserzahl sowie die Art der Muskelfasern für die Krafteigenschaften von maßgeblicher Bedeutung. Grob vereinfacht werden die Muskelfasern auf Grund ihres unterschiedlichen Gehaltes an Myoglobin in **rote** (viel sauerstoffbindendes Myoglobin) und **weiße Muskelfasern** unterschieden (weniger sauerstoffbindendes Myoglobin). Rote Fasern sind hervorragend an die Bedürfnisse des aeroben Stoffwechsels angepasst. Da sie dauerhaft arbeiten (z. B. gegen die Schwerkraft), ist ihr Gehalt an Zucker (Glykogen) und Mitochondrien (Zellorgan, das für die Energiegewinnung aus Glykogen und Sauerstoff verantwortlich ist) hoch. Es ist einleuchtend, dass eine dauerhafte Arbeit nicht mit höchster Intensität erfolgen kann. Daher werden die langsamen Muskelfasern auch **ST (slow-twitch)** Fasern genannt. Nach einer weiteren international gebräuchlichen Nomenklatur gilt für die roten ST-Fasern die Bezeichnung **Typ I**. Der Gegenpart, die weißen, schnellen **FT (fast-twitch)** Fasern werden als Typ II bezeichnet. Der Muskelfaserdurchmesser der **Typ II**-Fasern ist im Vergleich zu den Typ I-Fasern groß, wodurch sie eine große Kraft entwickeln können (Abb. 6). Bei den Typ II-**Fasern** gibt es weitere Untergruppierungen. Die schnellsten und kräftigsten Fasern wurden früher als **Typ IIb** bezeichnet. Diese aus Tierversuchen auf den Menschen übertragene Bezeichnung ist noch in vielen Lehrbüchern zu finden. Korrekter wäre allerdings die Bezeichnung **IIx-Faser**. Sie weisen den höchsten Gehalt an energiereichen Phosphaten wie Kreatinphosphat und Adenosintriphosphat auf, wodurch sich ihre vorwiegende Arbeitsweise im anaeroben Stoffwechsel (ohne Sauerstoffverbrauch) ableiten lässt. Die Untergruppierung der **IIa-Fasern** weist vorwiegend die Eigenschaften der Typ IIx-Fasern auf, hat aber auch im geringen Umfang die Fähigkeit, oxidativ Glykogen zu verstoffwechseln. Die gesamte Gruppe der Typ II-Fasern ist für schnelle Arbeiten mit hohen Intensitäten geeignet, wobei diese nur über einen kurzen Zeitraum ausgeführt werden können. Trotz der unterschiedlichen Ausstattung der beschriebenen Muskelfasertypen, stammen alle Muskelzellen entwicklungsbiologisch von gleichen Vorläuferzellen ab. Ihre Differenzierung hängt neben der genetischen Veranlagung von den Umwelteinflüssen (Training, Immobilisation, etc.) ab. Alle Zellen können Anpassungen im Sinne der

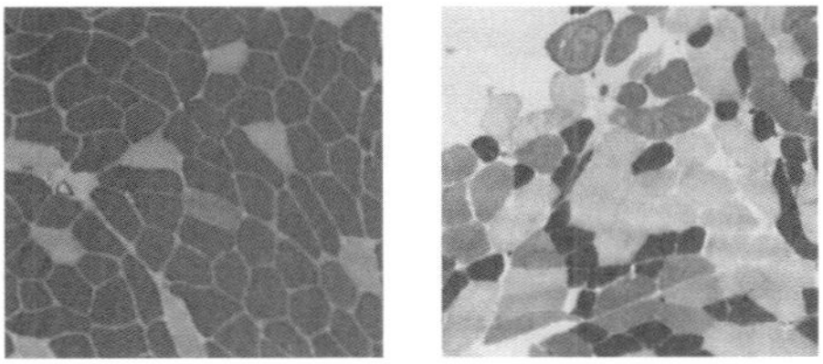

Abb.5: **Muskelfasertypisierung** anhand einer Färbung der unterschiedlichen Muskelfasertypen im Muskelbiopsiematerial. Dunkle Zellen entsprechen ST/roten Fasern/Typ I-Fasern, helle Zellen entsprechen FT/ weißen Fasern/Typ II-Fasern. Links die Zellen eines Langzeitausdauerathleten, rechts die eines Sprinters.

funktionellen Inanspruchnahme erfahren. Die morphologischen Unterschiede lassen sich im Wesentlichen durch Muskelbiopsien darstellen (Abb. 5).

Neuronale Ansteuerung

Ein Muskel kontrahiert nur, wenn er dafür einen Befehl in Form eines Nervenimpulses bekommt. Ein motorischer Nerv (Motoneuron) versorgt über seine Nervenfaser (Axon) immer mehrere Muskelfasern. Eine **motorische Einheit** besteht aus den motorischen Nerven und allen von diesen Nerven innervierten Muskelfasern. Man unterscheidet kleine (eine Nervenfaser: wenige Muskelfasern) von großen motorischen Einheiten (eine Nervenfaser: viele Muskelfasern).

Der motorische Nervenimpuls wird beschrieben durch seine Stärke (Amplitude) und seine Frequenz (Anzahl der Impulse pro Sekunde). Im Allgemeinen gilt, dass die Stärke des Impulses darüber entscheidet, wie viele motorische Einheiten aktiviert werden. Man spricht hier von der **Rekrutierung** motorischer Einheiten. Die Frequenz der Nervenimpulse bestimmt im Allgemeinen die Höhe der erzeugten Kraft innerhalb der motorischen Einheiten (**Frequenzierung**). Dabei entscheiden auch die Größe der motorischen Einheit und der vom motorischen Nerv innervierte Muskelfasertyp über die notwendige Impulsstärke und Impulsfrequenz. Typ I-Fasern haben eine geringe Reizschwelle (10 Hz), wogegen Typ II-Fasern eine hohe Reizschwelle von etwa 65 Hz aufweisen. Bei der Aufgabe, die Muskelspannung kontinuierlich bis zur maximalen Kontraktionskraft des Muskels zu steigern, folgt die Rekrutierung der motorischen Einheiten dem von **Henneman** (1965) beschriebenen **Größenordnungsprinzip (size principle)** (Abb. 6). Zunächst werden die kleinen motorischen Einheiten mit vorrangig Typ I-Fasern kontrahiert, danach die etwas größeren mit hauptsächlich Typ IIa und danach die großen motorischen Einheiten, die nur aus Typ IIx-Fasern bestehen. Auf Grund des individuellen Querschnitts des zur jeweiligen motorischen Einheit gehörenden Motoneurons bzw. Axons ergeben sich spezifische Anforderungen an das elektrische Potenzial, das die Aktivierung der innervierten Muskelzellen bewirkt. Je größer der Querschnitt der Nervenfaser (Axon), desto höher muss die Amplitude und desto höher muss auch die Frequenz der aufeinander folgenden Nervenimpulse sein. Da die Querschnitte der motorischen Nervenfasern mit der Größe der motorischen Einheiten zunehmen, steigt mit zunehmender Muskelspannung auch

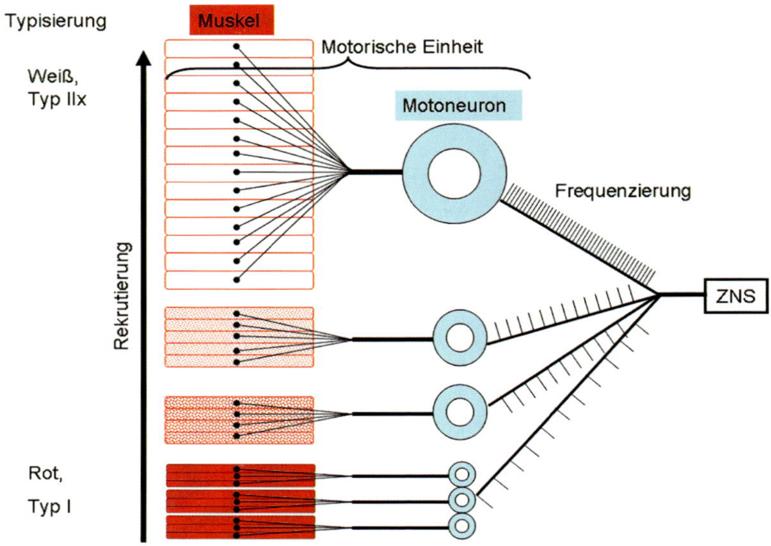

Abb.6: Hennemans Prinzip der Muskelfaserrekrutierung. Modifiziert nach Dudel et al. (2001).

die Amplitude (Stärke) und die Frequenz des notwendigen motorischen Nervenimpulses. Bei muskulärer Ermüdung sinkt dementsprechend die Innervationsfrequenz, was darauf hindeutet, dass die großen motorischen Einheiten an der Krafterzeugung nicht mehr beteiligt sind. Dies ist unter anderem auch auf die geringe aerobe Kapazität der Typ IIx-Fasern zurückzuführen.

Arbeitsbedingungen / Kontraktionsbedingungen

Die Höhe der bei einer Kontraktion erzeugten Kraft hängt entscheidend von der jeweiligen Kontraktionsgeschwindigkeit ab. Nach **Hill** (1956) ergibt sich der in Abb. 7 gezeigte Zusammenhang zwischen Muskelkraft und Kontraktionsgeschwindigkeit.

Diese Beziehung unterteilt die Muskelarbeit anhand der Geschwindigkeitsrichtung in drei Bereiche oder Kontraktionsbedingungen. Dabei erscheint es uns wichtig, darauf hinzuweisen, dass ein Muskel lediglich in eine Richtung kontrahieren kann. Ein Muskel kann nur ziehen und nicht schieben. Der Bereich rechts der Y-Achse beschreibt **konzentrische** Kontraktionsbedingungen, wobei sich Ansatz und Ursprung des Muskels durch die erzeugte Muskelspannung aneinander annähern. Die Muskelkraft ist dabei größer als der äußere Widerstand. Ist die Muskelkraft gerade so groß wie der ihr entgegen gebrachte Widerstand, arbeitet der Muskel unter **isometrischen** Bedingungen, die Kontraktionsgeschwindigkeit ist dementsprechend bei Null.

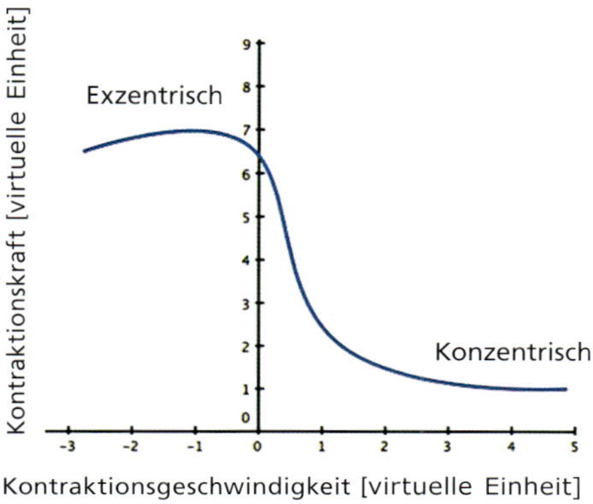

Abb.7: Zusammenhang von Kontraktionskraft und Kontraktionsgeschwindigkeit

Werden Ansatz und Ursprung des Muskels darüber hinaus auseinander gezogen und die Geschwindigkeit entsprechend negativ, spricht man von **exzentrischen** Kontraktionsbedingungen.

Auffällig hierbei ist, dass die erzeugte Muskelspannung in der Beziehung nach Hill größer wird als unter **konzentrischen** Kontraktionsbedingungen.

Neben den beschriebenen physikalischen sowie physiologischen Einflussgrößen und Merkmalen hängt die Kraftentwicklung zusätzlich von Aspekten wie Motivation, Vordehnung der Muskel-Sehnen-Einheit, Stärke der Vorinnervation, dem morphologischen Muskelaufbau, anatomisch-funktionellen Hebelverhältnissen und neuroendokrinen Faktoren ab.

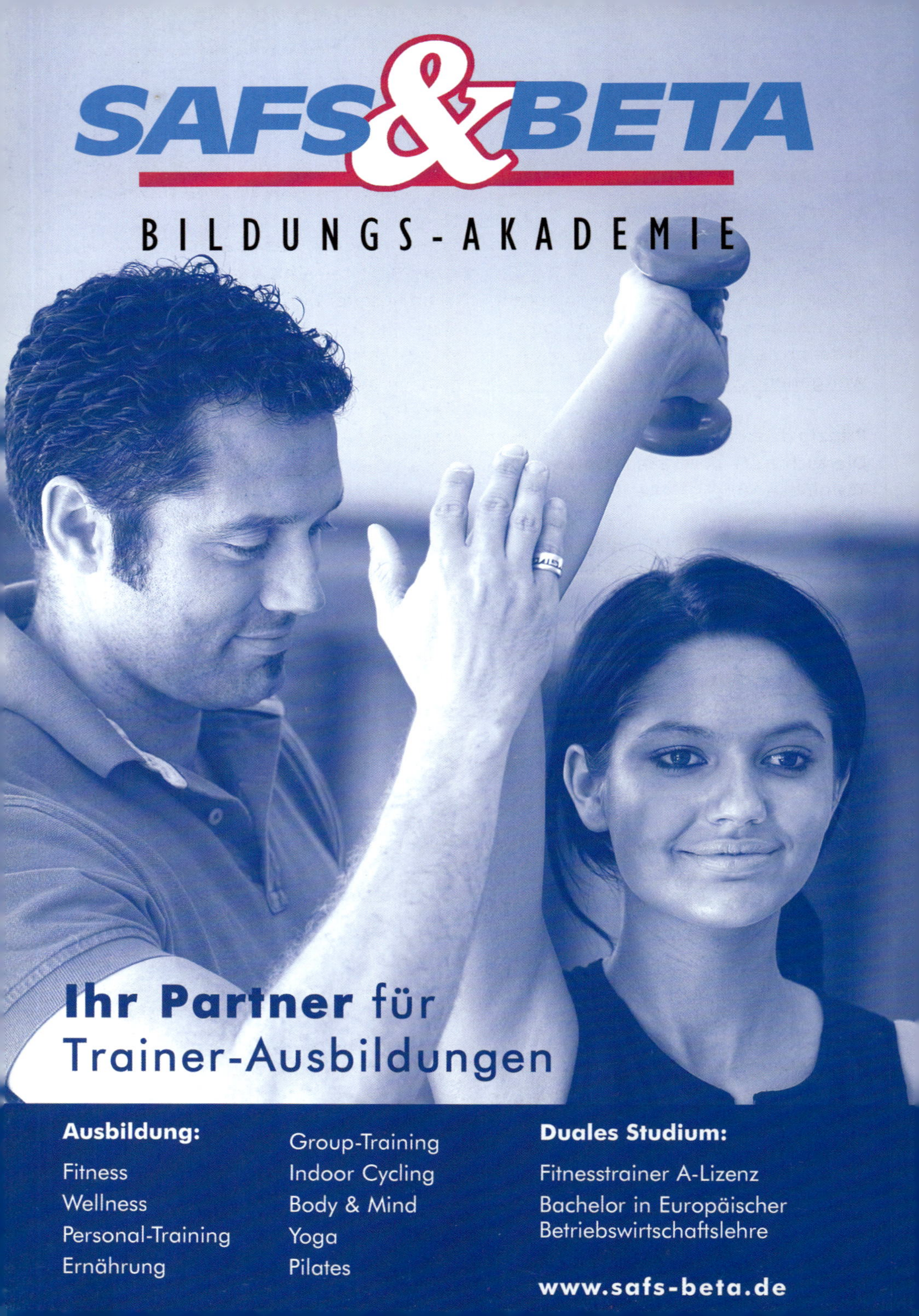
SAFS&BETA
BILDUNGS-AKADEMIE
Ihr Partner für
Trainer-Ausbildungen
Ausbildung:
Fitness
Wellness
Personal-Training
Ernährung
Group-Training
Indoor Cycling
Body & Mind
Yoga
Pilates
Duales Studium:
Fitnesstrainer A-Lizenz
Bachelor in Europäischer
Betriebswirtschaftslehre
www.safs-beta.de

3 TRAININGSPRINZIPIEN UND BELASTUNGSGESTALTUNG

Für eine effektiven Trainingsplanung gilt es, einige grundlegende **Trainingsprinzipien** aus der Sportwissenschaft zu berücksichtigen. Obwohl diese Prinzipien bisher nicht wissenschaftlich umfassend bewiesen werden konnten, finden sie in der professionellen Trainingsplanung weitgehend Berücksichtigung.

Prinzip des trainingswirksamen Reizes
Die wichtigste Voraussetzung für einen Trainingserfolg ist eine physiologische Störung des Organismus. Diese muss über das alltägliche Maß hinausgehen und das menschliche System gezielt und fein dosiert aus dem Gleichgewicht bringen. Da unser Körper aber immer bemüht ist, im Gleichgewicht zu sein (Homöostase), löst ein adäquater Reiz entsprechende Anpassungsprozesse aus, die bei planvoller Wiederholung zu einer verbesserten Leistungsfähigkeit führen. So wie unsere Leistungsfähigkeit von der Tagesform abhängt, so bewirken auch Trainingsreize teilweise unterschiedliche Anpassungen in unserem Körper. Dementsprechend kann der gleiche Trainingsreiz an einem Tag einen optimalen Trainingseffekt bewirken und an einem anderen Tag zu einer Über- oder Unterforderung führen.

Prinzip der optimalen Gestaltung von Belastung und Erholung
Die optimale Gestaltung von Belastung und Erholung ist ein recht schwieriges Unterfangen. Sie hängt von unterschiedlichen Faktoren wie z. B. Alter, Geschlecht, Trainingszustand, Trainingsintensität, Ernährung, Ruhephasen etc. ab. Die Erholungszeit bezieht sich einerseits auf die Pausen während einer Trainingseinheit und andererseits auf die Pausen zwischen den einzelnen Trainingseinheiten. Die Pausenzeiten sollten individuell und zielorientiert gewählt werden. Bei allem Trainingseifer bleibt zu berücksichtigen, dass die physiologischen Trainingsanpassungen in den Pausenzeiten erfolgen. Ein leichtes kraftausdauerorientiertes Zirkeltraining an Kraftgeräten braucht prinzipiell nicht viel Erholungszeit. Der Gerätewechsel stellt in der Regel schon eine angemessene Pause dar. Ein intensiveres muskelaufbauorientiertes Krafttraining hingegen verlangt eine etwas ergiebigere Pause von ca. 1 Minute. Nach extremen maximalkraftorientierten Belastungen sind 2 bis 5 Minuten Pause durchaus angebracht.

Prinzip der progressiven Belastungssteigerung
Wird ein Krafttraining regelmäßig durchgeführt, „gewöhnt" sich das Nerv-Muskelsystem an den bis dahin wirksamen Reiz. Dies geht in der Regel mit einer Verbesserung der Leistungsfähigkeit einher. Ein unveränderter Trainingsreiz kann somit keine Störung der Homöostase mehr bewirken. Deshalb sollte man nach etwa 8 bis 12 Wochen den Reiz bzw. die Kraftübung verändern, um dem Körper eine neue Herausforderung anzubieten. Dabei muss nicht immer eine neue Übung herhalten sondern es genügen meist kleine Modifikationen, um die Übung wieder „wirksam" zu gestalten. Es würde vollkommen ausreichen, die Wiederholungszahl, also den

Umfang der Übung, zu ändern und das Trainingsgewicht anzupassen. Weitere Möglichkeiten der Variation der Trainingsreize bestehen in einer Veränderung der Bewegungsgeschwindigkeit, der Bewegungsamplitude, der Anzahl der durchgeführten Sätze pro Übung oder der Übungsauswahl.

Bei der Anwendung dieser Trainingsprinzipien ist zu berücksichtigen, dass nicht nur das Nerv-Muskelsystem auf die gesteigerten Belastungen reagieren muss sondern auch sogenannte passive Strukturen des Bewegungsapparates wie Gelenke, Sehnen und Bänder. Da die Anpassungen der Muskulatur schneller erfolgen als die des passiven Bewegungsapparates, sollte die Steigerung der Belastung nicht zu schnell geschehen, um Überforderungen zu vermeiden. Im Allgemeinen gilt: Erst den Umfang und danach die Intensität steigern. An einem Praxisbeispiel ausgedrückt hieße das, dass eine neue Übung erst häufiger wiederholt werden sollte (z.B. Steigerung der Satzzahl von 3 auf 5) bevor dann das Trainingsgewicht und damit die Intensität gesteigert und die Wiederholungszahl gemindert werden darf.

Zu häufiges oder zu intensives Training überfordert den Körper schnell und es kommt zur Leistungsstagnation oder sogar zum Leistungsabfall. Wird zu selten oder zu „leicht" trainiert, stellt das Training keine wirkliche Herausforderung dar und bringt den Körper nicht zu den entsprechenden Leistungssteigerungen. Ein leichtes, eher kraftausdauerorientiertes Krafttraining, darf ruhig 3 bis 4mal pro Woche ausgeführt werden. Ein intensives, muskelaufbauorientiertes Training hingegen sollte 1- bis maximal 2mal pro Woche bzw. Muskel ausgeführt werden. Extreme, maximalkraftorientierte Belastungen sollten dagegen maximal 1mal pro Woche durchgeführt werden. Damit der Trainierende mit solch intensiven Belastungen häufiger trainieren kann, wird ab einer gewissen Trainingshäufigkeit und Leistungsfähigkeit ein sogenanntes **„split training"** gewählt, bei dem unterschiedliche Regionen des Körpers (Arme, Beine, etc.) voneinander getrennt aber hochintensiv trainiert werden können.

Belastungsgestaltung

Die Belastungsgestaltung im Krafttraining muss sowohl die Trainingsprinzipien als auch die in Kap. 1 und 2 dargestellten biomechanisch-physiologischen Gesichtspunkte berücksichtigen, um die individuellen Trainingslasten (Last pro Übungswiederholung) festzulegen. Diese bestimmen dementsprechend auch die Trainingsleistung, also die Arbeit, die pro Zeiteinheit verrichtet wird oder die Kraftentfaltung bei gegebener Bewegungsgeschwindigkeit. Die Trainingsleistung ist folglich abhängig von der Höhe der Zusatzlast und der Bewegungsgeschwindigkeit. Eine weiterführende Diagnostik der individuellen Kraft-Längen-Relationen (S. 20) und Kraft-Geschwindigkeits-Beziehungen oder gar der Muskelfaserzusammensetzung ist nichtpraxisgerecht.

Für die meisten Sportler ist Intensität im Krafttraining gleichbedeutend mit dem **Wiederholungsmaximum (WM)** für eine spezielle Übung. Das Wiederholungsmaximum repräsentiert die maximale Anzahl von Wiederholungen innerhalb einer Übung, die unter willkürlicher konzentrischer Kontraktionsbedingung gegen eine externe Zusatzlast aufgebracht werden kann. Die Ermittlung des 1 WM sollte standardisiert an einer Kraftübung erfolgen, bei der die Testkriterien einfach festzulegen sind. Die Amplitude und auch das Bewegungstempo sollten vorher festgelegt werden und ebenso die maximale Anzahl der Versuche, damit der Athlet nicht durch zu viele Versuche zu sehr erschöpft ist. Ein ausreichendes Aufwärmprogramm wirkt sich ebenso positiv auf das WM aus wie die Motivation und die Vertrautheit mit einer Übung. Empfehlungen für Trainingsbelastungen orientieren sich oftmals am 1 WM, also der Last, die ein Sportler in einer spezifischen Übung gerade nur einmal bewältigen kann. Die Bewegungsgeschwindigkeit ist dabei zwangsläufig (siehe Hill-Kurve) gering. Für unerfahrene Kraftsportler ist es schwierig, sich dem 1 WM während des Trainings zu nähern, da die notwendige Anzahl von Wiederholungen mit Lasten unterhalb des 1 WM oft zu groß wird und die damit verbundenen Ermüdungseffekte eine genaue Bestimmung verhindern. Weiterhin ist es im Präventiv- bzw. Rehabilitationssport für Patienten mit Bluthochdruck nicht empfehlenswert, maximale Lasten zu stemmen, um Blutdruckspitzen und daraus resultierende Erkrankungen (z.B. Hirnblutungen) zu vermeiden. Für diese Fälle kann man aus den Mehrwiederholungsmaxima mit Hilfe der folgenden Tabelle (Tab.1) eine Abschätzung des 1 WM vornehmen. Ein Beispiel: Bewegt ein Sportler eine Last von 70 kg fünf Mal und kein vollständiges sechstes Mal, dann würde der gleiche Sportler (laut Tab. 1) 80 kg einmalig bewältigen können. Die 80 kg wären dann sein geschätztes 1 WM oder 100 % seiner dynamischen Maximalkraft bezogen auf die jeweilige Übung. Die Tabelle erlaubt aber auch eine Abschätzung der zu bewegenden Last bzw. der Wiederholungsanzahl über verschiedene Intensitätsbereiche hinweg. So müsste ein Sportler, möchte er mit einer Intensität von 12 WM trainieren, eine geschätzte Last von 54 kg verwenden. Dies würde 67 % seiner dynamischen Maximalkraft entsprechen.

Bei gesunden Sportlern ist nach einem guten Aufwärmen die Bestimmung des 1 WM unproblematisch möglich. Zur Durchführung verweisen wir auf ein entsprechendes Protokoll im Anhang (9.1).

Maximale Wiederholung	1	2	3	4	5	6	7	8	9	10	12	15
Ungefähr % 1WM	100	95	93	90	87	85	83	80	77	75	67	65
Last in kg	10	10	9	9	9	9	8	8	8	8	7	7
	20	19	19	18	17	17	17	16	15	15	13	13
	30	29	28	27	26	26	25	24	23	23	20	20
	40	38	37	36	35	34	33	32	31	30	27	26
	50	48	47	45	44	43	42	40	39	38	34	33
	60	57	56	54	52	51	50	48	46	45	40	39
	70	67	65	63	61	60	58	56	54	53	47	46
	80	76	74	72	70	68	66	64	62	60	54	52
	90	86	84	81	78	77	75	72	69	68	60	59
	100	95	93	90	87	85	83	80	77	75	67	65
	110	105	102	99	96	94	91	88	85	83	74	72
	120	114	112	108	104	102	100	96	92	90	80	78
	130	124	121	117	113	111	108	104	100	98	87	85
	140	133	130	126	122	119	116	112	108	105	94	91
	150	143	140	135	131	128	125	120	116	113	101	98
	160	152	149	144	139	136	133	128	123	120	107	104
	170	162	158	153	148	145	141	136	131	128	114	111
	180	171	167	162	157	153	149	144	139	135	121	117
	190	181	177	171	165	162	158	152	146	143	127	124
	200	190	186	180	174	170	166	160	154	150	134	130
	210	200	195	189	183	179	174	168	162	158	141	137
	220	209	205	198	191	187	183	176	169	165	147	143
	230	219	214	207	200	196	191	184	177	173	154	150
	240	228	223	216	209	204	199	192	185	180	161	156
	250	238	233	225	218	213	208	200	193	188	168	163
	260	247	242	234	226	221	216	208	200	195	174	169
	270	257	251	243	235	230	224	216	208	203	181	176
	280	266	260	252	244	238	232	224	216	210	188	182
	290	276	270	261	252	247	241	232	223	218	194	189
	300	285	279	270	261	255	249	240	231	225	201	195

Tab.1: Abschätzung des 1 WM. In den unteren Gewichtsklassen liegen zwischen den prozentualen Abstufungen nur geringe Gewichtsdifferenzen vor. Da keine Grammangaben gemacht werden, sind die angegebenen Werte teilweise gleich. Modifiziert nach Baechle und Earle (2008).

4 TRAININGSZIELE UND KRAFTTRAININGSMETHODEN

Wie sich aus Gesprächen mit Sportlern, Trainern und Therapeuten häufig herausstellt, erfolgt die Wahl der Krafttrainingsmethoden eher willkürlich und wenig systematisch. Dies führt nicht selten zu unerwünschten Effekten. Trotz hohem Trainingsaufwand kommt es zu keinem Leistungszuwachs, im schlimmsten Fall sind neben Leistungseinbußen in der Zielsportart auch gesundheitliche Schäden zu beobachten. Bevor man sich für eine oder mehrere Trainingsmethoden entscheidet, sollten demnach unbedingt einige Vorüberlegungen angestellt werden. Die wohl wichtigste Frage, die man sich zu Beginn eines jeden (Kraft-) Trainings stellen sollte, ist die des **Trainingsziels**. Ein systematisches und effektives Training kann nur dann stattfinden, wenn klar ist, welche **Effekte das Training** bewirken soll. Rehabilitationsmaßnahmen, Gesundheits-, Freizeit- und Leistungssport unterscheiden sich in der Regel ganz wesentlich in ihren konkreten Zielsetzungen. Doch auch innerhalb der Sportarten bestehen je nach Anforderungsprofil der jeweiligen sportlichen Disziplin zum Teil enorme Unterschiede in Bezug auf den Sinn und Zweck des Krafttrainings. Wie unterschiedlich komplex die Festlegung des Ziels im Einzelfall sein kann, soll anhand folgender Beispiele verdeutlicht werden:

Fallbeispiel 1
Ein 30-jähriger Mann war nach einer Operation sechs Wochen lang bettlägerig und hat durch die körperliche Inaktivität deutlich an Muskelmasse verloren. Wieder genesen möchte er nun die verlorene Muskelmasse durch ein gezieltes Krafttraining wieder aufbauen, um seine Kraft zu steigern und somit alltägliche Aufgaben besser bewältigen bzw. in der Freizeit wieder Sport treiben zu können. Das primäre Ziel des Krafttrainings lautet also zunächst einmal: Kraftsteigerung durch Aufbau von Muskelmasse.

Fallbeispiel 2
Ein Hochspringer befindet sich in der Vorbereitungsphase für die anstehende Wettkampfsaison. Sein Ziel ist es, durch ein gezieltes Krafttraining die Sprunghöhe zu steigern. Anders als im oben genannten Beispiel sind die Zusammenhänge hier sehr komplex, sodass viele Faktoren bei der Zielfestlegung beachtet werden müssen. So sollte z. B. das Körpergewicht des Athleten konstant bleiben oder nur minimal zunehmen, um nicht zusätzliche Muskelmasse beschleunigen zu müssen. Hinzu kommt die Tatsache, dass große Höhen u. a. nur dann gesprungen werden können, wenn die horizontale Beschleunigung der Masse beim Anlauf mit möglichst wenig Energieverlust in vertikale Beschleunigung beim Absprung übertragen werden kann. Dies kann nur durch kurze Bodenkontaktzeiten im Moment des Absprungs erreicht werden. Primäres Ziel des Krafttrainings ist also hier, eine möglichst hohe Leistung (Arbeit/Zeit) bestimmter Muskelgruppen zu erzeugen, um zu gewährleisten, dass innerhalb kürzester Zeit ein möglichst hoher Kraftstoß generiert werden kann.

Ist die zentrale Frage des konkreten Trainingsziels einmal geklärt, so ergibt sich zwangsläufig eine neue Fragestellung: **Wie kann dieses Ziel erreicht werden?** Es ist also die Frage nach der richtigen Trainingsmethode. Die Unterschiede in den verschiedenen Krafttrainingsmethoden ergeben sich in erster Linie durch Variation sogenannter **Belastungsvariablen** (auch Belastungsnormative genannt). Neben den klassischen Belastungsvariablen wie Intensität, Dauer, Dichte und Umfang bestimmen insbesondere auch die Kontraktionsform (isometrisch, konzentrisch, exzentrisch) sowie die Kontraktionsgeschwindigkeit des Muskels (langsam, schnell, explosiv) ganz maßgeblich das Ergebnis des Krafttrainings. In der Literatur werden heute zahlreiche Krafttrainingsmethoden beschrieben (Weineck 2008, Hollmann und Strüder 2009, Bird et al. 2005). Viele dieser Methoden sind Unterkategorien der Haupttrainingsmethoden und führen durch ihre Vielfalt häufig nicht nur bei Anfängern zu Verwirrung. Zur besseren Übersicht und Verständlichkeit möchten wir in diesem Buch nur auf die in der internationalen wissenschaftlichen Literatur geltenden **Standardmethoden** für **Kraftausdauertraining, Hypertrophietraining, Training der maximalen dynamischen Kraft** und **Training der maximalen dynamischen Leistung (Power)** eingehen. Somit geht die Bezeichnung der einzelnen Trainingsmethoden aus dem eigentlichen Trainingsziel hervor. Allgemeine Empfehlungen zur Ausrichtung der Belastungsvariablen in Hinblick auf ein spezielles Trainingsziel sind in Tab. 2 und Abb. 9 zusammenfassend dargestellt.

	TRAININGSMETHODE / TRAININGSZIEL			
BELASTUNGS-VARIABLEN	Kraftausdauer	Hypertrophie	Maximale dynamische Kraft	Maximale dynamische Leistung
Kontraktionsform	EXZ : KONZ	EXZ : ISO : KONZ	EXZ : ISO : KONZ	EXZ : KONZ
Intensität	15 - 20 WM	8 - 15 WM	3 - 8 WM	1 - 3 WM
Bewegungstempo	1 : 1	2 : 1 : 2	1 : 1 : 1	schnellstmöglich
Umfang	1 - 3 Sätze	4 - 6 Sätze	3 - 5 Sätze	3 - 5 Sätze
Pausendauer	30 - 60 sek	1 - 2 min	3 - 5 min	5 - 8 min
Übungsauswahl	ein- und mehrgelenkig	ein- und mehrgelenkig	ein- und mehrgelenkig	ein- und mehrgelenkig
Übungsreihenfolge	variierend	von groß zu klein	von groß zu klein	von groß zu klein

Tab. 2: Trainingsziele und Empfehlungen für Belastungsvariablen. EXZ = exzentrisch, ISO = isometrisch, KONZ = konzentrisch, WM = Wiederholungsmaximum. Modifiziert nach Bird et al. (2005).

Kontraktionsform

Die Kontraktionsform eines Muskels im Rahmen eines Trainingsprogramms hat enorme Auswirkungen auf das Ergebnis des Trainings. Deshalb sollte man je nach Zielsetzung unterschiedliche Kontraktionsformen in ein Krafttraining einbinden. Im Sport sind häufig dynamische, seltener statische Arbeitsweisen des Muskels erforderlich. Gerade im Hinblick auf die Bewegungskoordination darf die Auswahl der Kontraktionsbedingung der arbeitenden Muskulatur nicht unterschätzt werden. Weiterhin gibt es zahlreiche Hinweise, dass die größten Effekte im Hinblick auf **Muskelquerschnittsvergrößerung und Zuwachs an dynamischer Muskelkraft** nur dann erzielt werden, wenn auch ein dynamisches (konzentrisches und exzentrisches) Krafttraining durchgeführt wurde. Ein möglicher Grund für diese Befunde könnten hormonelle Reaktionen sein. So wurde z. B. beim dynamischen Krafttraining im Vergleich zum statischen eine höhere Sekretion von Wachstumshormonen festgestellt. In den meisten Fällen zielen die Trainingsbemühungen auf eine Verbesserung der dynamischen Bewegungsleistungen, sodass eine reine Zunahme der isometrischen Maximalkraft keinen wesentlichen Nutzen für den Sportler mit sich bringen würde.

Die Kraft-Längen-Relation stellt einen weiteren wichtigen Aspekt für unterschiedliche Kraftentwicklungen bei variierenden Kontraktionsbedingungen dar. Jeder Muskel entfaltet seine maximale Kraft bei einer bestimmten Länge, entsprechend der maximalen Anzahl aktivierbarer kontraktiler Elemente (Aktin-Myosin-Querbrücken). Die kontraktilen Elemente setzen ein gewisses Maß an Überlappung der Muskelfilamente voraus. Die Kraftentwicklung hängt somit von der Länge des jeweiligen Sarkomers ab (kleinste Einheit eines kontraktilen Elementes). Die Kraft-Längen-Relation eines Muskels stellt dabei folgerichtig einen Optimaltrend dar. Dies bedeutet, dass ein Muskel zu lang oder auch zu kurz sein kann, um maximale Kräfte zu entwickeln oder, dass die Kraftentwicklung eines Muskels längenspezifisch ist (Abb. 8). In der Kraft-Längen-Relation einer Muskelfaser können wir dementsprechend einen **aufsteigenden Ast** erkennen, der den Anstieg der Muskelkraft mit zunehmender Verkürzung und damit auch mit einer Zunahme der Myosinbindungsstellen beschreibt. Daran schließt sich ein **Plateaubereich** an, der den optimalen Längenbereich repräsentiert. In diesem Bereich werden die meisten Myosinbindungsstellen bereitgestellt. Es folgt der **absteigende Ast** der Kraft-Längen-Relation, der sich bei weiterer Verkürzung des Muskels ergibt. Hierbei sind die Aktin und Myosinfilamente schon so weit überlappt, dass für einige Myosinköpfe keine Bindungsstellen mehr frei sind. Dadurch nimmt die Kraftentwicklung ab

Sportliche Bewegungsbedingungen finden wohl selten im Optimalbereich der Kraft-Längen-Relation statt sondern eher im oberen Bereich des aufsteigenden oder absteigenden Astes. Diese Ausprägung und die Lage des Optimalbereiches

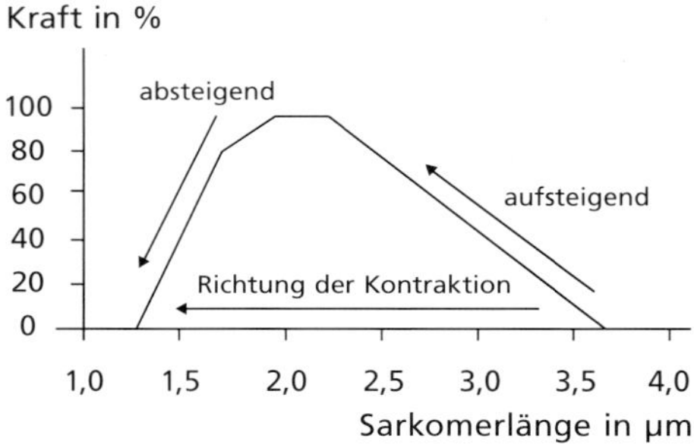

Abb.8: Kraft-Längen-Relation. Dargestellt sind die Länge der kleinsten kontraktilen Einheit (Sarkomer) und die entsprechend mögliche Kraftentwicklung.

sind sowohl muskel-, als auch sportartspezifisch. Es konnte gezeigt werden, dass Läufer vornehmlich im aufsteigenden Ast und Radfahrer vermehrt im absteigenden Ast der Kraft-Längen-Relation ihre Antriebsarbeit verrichten. Dies ist vorgegeben durch die Arbeitsbedingungen der Muskulatur in der jeweiligen Sportart. Läufer haben die Anforderung, selbst bei zunehmender Hüft-, Knie- und Sprunggelenksstreckung – also bei großer Muskellänge – Kraft auf den Boden zu übertragen. Radfahrer hingegen müssen hauptsächlich bei gebeugter Hüfte, unvollständiger Kniestreckung und sich geringfügig ändernder Sprunggelenksstellung – also bei kurzer Muskellänge – ihre Kraft auf die Pedale übertragen. Diese unterschiedlichen Anforderungen der Sportarten an die Kraftentwicklung in diversen Längenbereichen stellen zum Beispiel beim Wechsel vom Fahrrad zur Laufstrecke im Triathlon eine gravierende Umstellung dar.

Intensität

Die Intensität wird im Krafttraining durch das **Gewicht bzw. den Widerstand** geregelt. Sie wird in der Praxis anhand eines bestimmten **Wiederholungsmaximums (WM) oder in Prozent des Einwiederholungsmaximums (% 1 WM)** angegeben. Dabei gibt WM das maximale Gewicht an, welches im Rahmen der richtigen Technik über eine maximale Anzahl von Wiederholungen bewegt werden kann. **Intensitätsangaben in WM sind gegenüber Angaben in Prozent des 1 WM vorzuziehen.** Dies hat primär den Grund, dass ein Training anhand von Prozentwerten eine ständige Überprüfung des 1 WM erfordert. Dies wiederum lässt sich in der Praxis nur sehr schlecht umsetzen.

Untrainierte erzielen den größten Kraftzuwachs bei einer durchschnittlichen Intensität von ca. 12 WM und Trainierte von ca. 8 WM. Wird das angestrebte Wiederholungsmaximum um eine oder zwei Wiederholungen übertroffen, so sollte die Last um etwa 2 bis 10 % erhöht werden. Das Wiederholungsmaximum kann das Maß der Ausprägung bestimmter Anpassungserscheinungen im Körper entscheidend beeinflussen. So werden nach dem Rekrutierungsprinzip von Henneman (Abb. 6) bei einem **Kraftausdauertraining** (> 20 WM) vorrangig die Typ I-Fasern angesprochen. Dadurch werden wesentliche Muskelanteile für hohe Kraftentfaltungen (Typ II-Fasern) nicht trainiert. Ein reines **Hypertrophietraining** (8-15 WM) würde eine Vergrößerung der Muskelmasse induzieren, wobei nach Henneman die schnellen Typ II-Fasern weniger angesprochen werden. Das absolute Leistungspotenzial des Muskels wird auf diese Weise nicht ausgeschöpft. Durch ein hochintensives Training mit 1 bis 4 WM werden alle im Muskel vorhandenen motorischen Einheiten und Muskelfasertypen rekrutiert und trainiert. Es bewirkt in erster Linie eine Verbesserung der **maximalen dynamischen Kraft und der maximalen dynamischen Leistung.** Umgekehrt werden bei dieser Belastungsintensität weder besondere Hypertrophieeffekte erzielt noch die Kraftausdauer wesentlich verbessert. Darüber hinaus kann die **maximale dynamische Leistung** durch spezifische hochintensive Trainingsmethoden (siehe Kap. 4) verbessert werden.

Umfang

Der Umfang beschreibt die Gesamtarbeit, die innerhalb einer Trainingseinheit verrichtet wird. Diese lässt sich durch die **Gesamtzahl der Wiederholungen** (Sätze × Wiederholungen) oder durch die **„Umfangsintensität"** (Sätze × Widerholungen × Widerstand) gut darstellen. Die Bedeutung des Trainingsumfangs im Hinblick auf den Kraftzuwachs wurde umfassend untersucht. **Ein Training mit durchschnittlich vier Sätzen pro Muskelgruppe führt zu den größten Anstiegen der Kraft.** Im Vergleich zum Ein-Satz-Training fallen diese fast doppelt so groß aus. Im Allgemeinen empfiehlt man deshalb für ein Krafttraining, welches darauf abzielt, eine Muskelquerschnittsvergrößerung sowie einen höchstmöglichen Kraftzuwachs zu erzielen, die Verwendung einer moderaten bis hohen Trainingsintensität von 6 bis 15 WM, verbunden mit einem mittleren Trainingsumfang von 3 bis 4 Sätzen. Eine unter dieser Zielsetzung geeignete und erprobte Trainingsmethode ist die **Pyramidenmethode** (S. 92).

Pausendauer

Die Pausendauer beschreibt die **Erholungszeit** zwischen einzelnen Sätzen bzw. Übungen und ist eine von Trainern und Sportlern **häufig unterschätze Variable.** Sie ist unter anderem abhängig vom Trainingsstatus, von der Intensität sowie vom Trainingsziel. Die Pausendauer steht in engem Zusammenhang zur Intensität (Gewicht / Bewegungsgeschwindigkeit) und bestimmt dadurch nicht nur die Gesamtintensität, sondern auch die metabolische und hormonelle Beanspruchung einer Trainingseinheit. Ob es nach einer Belastung zu einer vollständigen Resynthese von Adenosintriphosphat (ATP) und Kreatinphosphat (PCr) kommt oder nicht, und wie hoch der Laktatspiegel ist, bevor die nächste Belastung einsetzt,

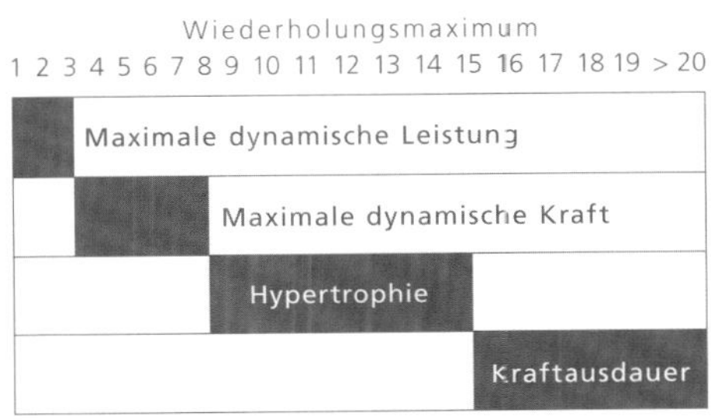

Abb. 9: Zusammenhang von Trainingsintensität anhand des WM und dem zu erwartenden Trainingsresultat. Modifiziert nach Baechle und Earle (2008).

hängt ganz maßgeblich von der Pausendauer ab. Die vollständige Resynthese des umgesetzten ATPs und die Wiederherstellung der PCr-Speicher dauert etwa 3 bis 5 min. Aus diesem Grund wird empfohlen, nach hochintensiven Belastungen – wie dies zum Beispiel beim Training der maximalen dynamischen Kraft und der maximalen dynamischen Leistung der Fall ist – eher längere Pausen zwischen den Sätzen einzulegen, um eine „vollständige" Erholung der Energiespeicher vor einem erneuten Satz zu gewährleisten. Muskelfaserhypertrophie scheint dagegen ganz andere Voraussetzungen zu benötigen. So wurde beispielsweise festgestellt, dass ein Krafttraining mit moderater Belastungsintensität (10 WM) und kurzer Erholungszeit zwischen den Sätzen (1 min) zu einer höheren Produktion von Laktat, Testosteron und Wachstumshormon führt als ein Training mit 5 WM und 3 min Erholungszeit. Zwar führten beide Trainingsprotokolle zu einem Kraftzuwachs, jedoch fiel die Hypertrophie im erstgenannten Fall deutlich größer aus.

Bewegungstempo

Das Bewegungstempo bzw. die Bewegungsgeschwindigkeit spielt im Krafttraining eine bedeutende Rolle und beschreibt unter anderem auch das zeitliche Verhältnis unterschiedlicher Kontraktionsformen während der Übungsausführung. Unterschiedliche Bewegungstempi gehen mit unterschiedlichen Anpassungen einher. Untrainierten ist primär eine kontrollierte Bewegungsausführung mit kleinen Lasten zu empfehlen. Sie sollten ohne größere Pausen zwischen exzentrischer und konzentrischer Phase bei gleich bleibender Bewegungsgeschwindigkeit trainieren (Tab. 2). Sollte das primäre Trainingsziel eine Muskelhypertrophie sein, so verlängern sich die dazu benötigten Anspannungszeiten bei gleichzeitig erhöhter Last. Dabei bewirkt bereits die Erhöhung der Last an sich ein geringeres Bewegungstempo (Abb. 3 und 7). Dies wird noch deutlicher, wenn das Trainingsziel eine Erhöhung der maximalen dynamischen Kraft ist. Um möglichst viele Muskelfasern zu rekrutieren, müssen große Lasten mit hoher muskulärer Kontraktionsgeschwindigkeit und „hohem" lastabhängigem Bewegungstempo bewegt werden. Dies mag von Außen vergleichsweise langsam aussehen, stellt aber unter den Lastbedingungen die höchstmögliche Bewegungsgeschwindigkeit dar. Dies gilt auch für das Training der maximalen dynamischen Leistung im Bereich des 1 WM mit höchster Kontraktionsgeschwindigkeit und schnellstmöglicher Bewegungsausführung. Dies führt zu einer Rekrutierung aller Muskelfasertypen (Abb. 6). Eine Rekrutierung der schnellsten Muskelfasertypen lässt sich allerdings auch durch explosive und reaktive Kraftübungen bei geringen äußeren Widerständen/Lasten erreichen (siehe Kap. 5).

Trainingshäufigkeit

Die Anzahl der Trainingseinheiten innerhalb eines bestimmten Zeitraums (z.B. einer Woche) hängt von zahlreichen Faktoren ab. So bestimmt nicht nur die Intensität und der Umfang, sondern auch der Trainingszustand eines Athleten die notwendige Regenerationszeit zwischen einzelnen Trainingseinheiten, um gewünschte Anpassungsprozesse zu erzielen und Übertraining zu vermeiden. Als anfängliche Trainingsfrequenz empfehlen sich 2 bis 3 Einheiten pro Woche. Zur Aufrechterhaltung der Leistungsfähigkeit reichen jedoch meist schon 1 bis 2 Trainingseinheiten in der Woche aus. Bei Untrainierten weist ein Trainingsprogramm mit zwei Trainingseinheiten pro Woche im Vergleich zu häufigerem Training nur geringfügige Unterschiede im Hinblick auf den Kraftzuwachs auf. Auf Grund des geringeren Zeitaufwandes und der erhöhten Regenerationszeit erfahren solche Trainingsprogramme auch eine besonders gute Nachhaltigkeit. Übersteigt die Trainingsfrequenz drei Einheiten pro Woche, so wird bei Anfängern häufig eine Leistungsstagnation bis hin zum Leistungsabfall beobachtet. Im Gegensatz zu Untrainierten sollten Trainierte 3 bis 4 Trainingseinheiten und hochgradig trainierte Kraftathleten (z.B. Gewichtheber) sogar 5 bis 7 Trainingseinheiten in der Woche absolvieren, um weitere Kraftzuwächse zu erzielen. Neben der Trainingshäufigkeit sollten auch die Trainingsinhalte an die jeweilige Leistungsstufe angepasst werden. Dabei findet in der Regel ein Übergang vom allgemeinen Ganzkörpertraining hin zu eher speziellen Inhalten innerhalb einer Trainingseinheit statt.

5 SCHNELLKRAFT / KRAFTENTWICKLUNG IN DER MUSKEL-NERV-SEHNENEINHEIT

Im Allgemeinen verbindet man mit dem Begriff der Schnellkraft die Fähigkeit, eine Bewegung, deren Umsetzung viel Kraft erfordert, möglichst schnell durchzuführen. In diesem Kontext wird **Schnellkraft** oft synonym zur Sprungkraft, Wurfkraft, Schlagkraft, etc. verwendet, obschon in die jeweiligen Zielbewegungen des Springens, Werfens und Schlagens unterschiedliche Kraftformen in wiederum unterschiedlichen Ausprägungsgraden einfließen.

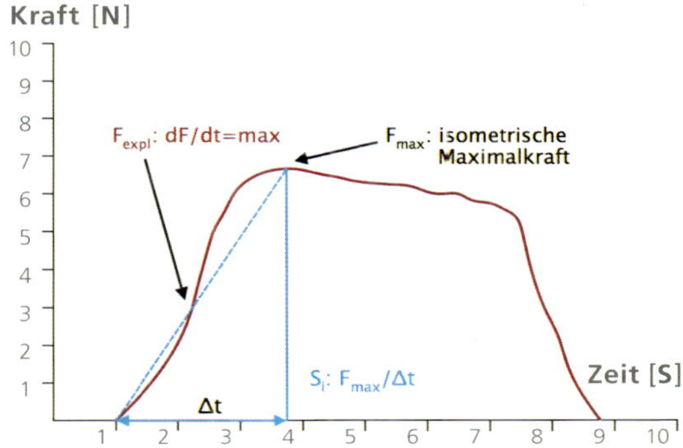

Abb. 10: Kraft-Zeitkurve. Isometrische Maximalkrafttestung (Fmax), Schnellkraftindex (Si), Explosivkraft (Fexpl), Zeit (T).

Leistungsdiagnostisch wird die Schnellkraft durch den **Schnellkraftindex** bestimmt. Grundlage bildet eine willkürliche, maximale, isometrische Kontraktion einer Muskelgruppe oder Muskelschlinge. Dabei soll die Maximalkraft so schnell wie möglich erreicht werden, d. h. mit maximaler Kontraktion aller willkürlich aktivierbarer Muskelfasern der untersuchten Muskelgruppe (siehe Hennemans Größenordnungsprinzip, Abb. 6). Der **Schnellkraftindex (Si)** wird anhand der während der Kontraktion aufgezeichneten **Kraft-Zeit-Beziehung** (Abb. 10) bestimmt als Si = Fmax/t. Fmax ist der aufgezeichnete Maximalkraftwert und t die Dauer der Krafteinwirkung bis zum Erreichen von Fmax. Damit repräsentiert der Schnellkraftindex die **mittlere Steigung an der Kraft-Zeit-Kurve**. Differenziert man die Kraft-Zeit-Beziehung nach der Zeit, kann man die Stelle mit der größten Steigung ermitteln. Dort findet die größte Kraftzunahme innerhalb der ansteigenden Kontraktion statt. Der entsprechende Kraftwert wird als **Explosivkraft** (Fexp) bezeichnet (Fexp = dF/dt).

Die aus der Gleitfilament-Theorie abgeleitete Kraft-Längen-Beziehung (Huxley 1969) macht deutlich, dass die Bestimmung von Fmax, Si und Fexp der Einschränkung unterliegen, immer nur für die getesteten Muskellängen (bzw. Gelenkwinkel) Gültigkeit zu haben. Um ein Kraftprofil erstellen zu können, müssen dementsprechend eine Vielzahl von Messungen in unterschiedlichen Gelenkstellungen durchgeführt werden. Man sollte bei der Anwendung entsprechender Testverfahren weiterhin bedenken, dass die gemessene äußere Kraft das Produkt der Kontraktionen aller um ein Gelenk wirkender Muskeln darstellt und somit auch die Wirkung antagonistischer Kontraktionen beinhaltet.

Die **Aussagekraft** von Messungen der Muskelkraft im Allgemeinen und der Schnellkraft im Speziellen unter isometrischen

Kontraktionsbedingungen im Hinblick auf sportliche Bewegungen ist ohnehin **limitiert**, da der dynamische Charakter und die vielfältigen Arbeitsweisen der beteiligten Muskelgruppen nicht repräsentiert werden können.

Unberücksichtigt bleibt unter anderem die von **Hill** beschriebene Kraft-Kontraktionsgeschwindigkeits-Relation, die unseres Erachtens auch auf **Kraft-Bewegungsgeschwindigkeits-Beziehungen** anzuwenden ist (Abb. 3 und 7). Die Hillkurve beschreibt das Phänomen, dass sich die Kraft, die ein Muskel durch Kontraktion erreichen kann, umgekehrt proportional zur Kontraktionsgeschwindigkeit verhält. Hohe Kontraktionsgeschwindigkeiten erzielen also nur geringe Kräfte – hohe Kräfte können nicht mit hohen Kontraktionsgeschwindigkeiten erzielt werden. Dies spiegelt sich in sportlichen Bewegungsformen wider und wird deutlich, sobald wir die Begriffe Kontraktionsgeschwindigkeit durch Bewegungsgeschwindigkeit und Kraft durch Widerstand ersetzen. Hohe Widerstände verringern unsere Bewegungsgeschwindigkeit, während wir kleine Widerstände mit hoher Bewegungsgeschwindigkeit überwinden können. So können wir Kugeln mit einem Gewicht von 1 kg schneller bewegen als Kugeln mit einem Gewicht von 7 kg. Dies stellt sich auch in den unterschiedlichen Weiten, die beim Kugelstoßen mit den entsprechenden Kugeln erreicht werden können, dar. Höchste Bewegungsgeschwindigkeiten können nur ohne äußeren Widerstand erreicht werden, wie auch maximale Kräfte nur gegen sich nicht bewegende Widerstände aufgebracht werden können (isometrische Maximalkraft).

Die Hill-Beziehung führt uns sehr nah an die generell mit Schnellkraft assoziierte Begriffsvorstellung heran. Die Verbindung von Kraft (F) und Geschwindigkeit (v) geht mit der physikalischen Definition von **Leistung** (P) einher: $P = F \times v$. Der englischsprachige Begriff für Leistung **(Power)** wird sportwissenschaftlich als Synonym für Schnellkraft verwendet. Die Leistungskurve folgt dabei einem Optimaltrend, d. h. die Leistung einer Muskelgruppe ist bei einer spezifischen, optimalen Kombination aus Kraft und Bewegungsgeschwindigkeit maximal. Als „Faustregel" gilt, dass die **optimale Leistung** bei ca. 50 % der Maximalkraft und 30 % der maximalen Bewegungsgeschwindigkeit erreicht wird. Es konnte aber gezeigt werden, dass sich der Optimalbereich durch geeignete Trainingsmaßnahmen nach links (Richtung Maximalkraft) oder rechts (Richtung Maximalgeschwindigkeit) verschieben lassen. Dies ist dann von Bedeutung, wenn eine Sportdisziplin verlangt, einen spezifischen und durch Regeln festgelegten Widerstand zu überwinden. So können wir beim Kugelstoßen die Masse der Kugeln nicht frei wählen, sondern alle Wettkämpfer müssen mit Kugeln immer gleichen Gewichts stoßen. Das Schnellkrafttraining muss so disziplinspezifisch ausgelegt sein, dass das Leistungsoptimum bei Widerständen erreicht wird, die dem Kugelgewicht entsprechen.

Dieses „Tuning" der Leistungsoptima ist besonders bei kleinen zu überwindenden Widerständen sehr anspruchsvoll. Speerwerfer(innen) z. B. müssen nur eine Masse von 800 g (600 g) beschleunigen. Krafttrainingsmaßnahmen sollten dieser Tatsache Rechnung tragen. Eine Verbesserung der Maximalkraftfähigkeiten wirkt sich zwar positiv auf die Kraft-Geschwindigkeits-Beziehung aus, indem die Krümmung der Kurve geringer wird und ein Anstieg über einen großen Wertebereich erreicht wird. Mit zunehmender Maximalkraft lassen sich maximale Bewegungsgeschwindigkeiten aber immer schlechter realisieren, wenn kein sportartspezifischer Transfer stattfindet. Die Trainingsarbeit mit ständig hohen Lasten bewirkt vorrangig eine Verschiebung der Hill-Kurve im Bereich der hohen Kraftentfaltung, lässt aber den Bereich der hohen Geschwindigkeiten weitestgehend unbeeinflusst. Somit sind Speerwerfer(innen) im Training bemüht, immer wieder auf spezifische Wurfübungen bei geringem Widerstand zurückzugreifen, um die gewonnene Kraft in der Zielbewegung spezifisch auszuprägen. Hiermit wird auch deutlich, weshalb die Bestimmung des Schnellkraftindexes aus der Messung der isometrischen Maximalkraft nur eine limitierte Aussagekraft im Hinblick auf eine spezifische, dynamische Leistung besitzt.

Verfolgen wir die Hill-Beziehung über den Bereich der konzentrischen Kontraktionsbedingungen hinaus, so finden wir jenseits des isometrischen Maximums den Bereich der exzentrischen Kontraktionsbedingungen (Hinweis: ein Muskel kann nur ziehen, nicht drücken, er kann dementsprechend nicht aktiv exzentrisch kontrahieren). Die negativen Geschwindigkeitswerte weisen darauf hin, dass der äußere Widerstand größer wird als die aktiv vom Muskel erzeugte Spannung und eine Längenänderung entgegen der Zugrichtung der Muskelfasern stattfindet. Dabei nimmt die Spannung (Zugkraft) im Muskel über das Niveau der isometrischen Maximalkraft hinaus zu. Solche exzentrischen Bedingungen sind häufig in Verbindung mit abbremsenden Bewegungen verbunden, wie z.B. Fangen von Gegenständen und Landen nach Sprüngen. Im Zusammenhang mit Schnellkraftleistungen finden wir exzentrische Kontraktionsbedingungen in fast allen Fortbewegungsarten wie Laufen, Springen, Hüpfen, usw. Dabei folgt auf die Dehnung der voraktivierten Muskulatur in der Abbremsbewegung immer eine Verkürzung der Muskulatur zur erneuten Beschleunigung (Abb. 11). Die Kraftentwicklung ist dabei höher als bei rein konzentrischer Arbeitsweise (Abb. 12) und auch höher als bei raschem Wechsel von exzentrischer und konzentrischer Arbeit ohne Voraktivierung der arbeitenden Muskulatur (Abb. 13).

Wegen der oftmals zyklischen Wiederholung der Dehnungs-Verkürzungsarbeit spricht man von einem **Dehnungs-Verkürzungs-Zyklus (DVZ) oder Stretch-Shortening-Cycle (SSC).** Die Schnellkraftkomponente kommt dabei besonders dann zum Tragen, wenn der DVZ unter

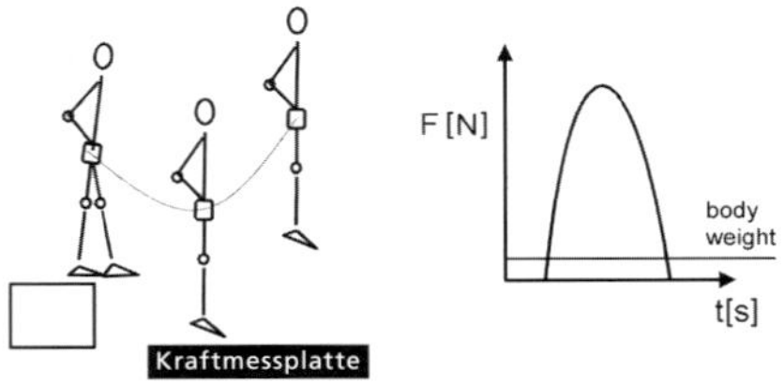

Abb.11: Dropjump als Test der Reaktivkraftfähigkeiten der Beinstreckmuskulatur und prinzipieller Kraft-Zeit-Verlauf. Durch Kniestreckung und Anziehen des Fußes erfolgt eine Voraktivierung der Wadenmuskulatur, die beim raschen Wechsel von exzentrischer zu konzentrischer Arbeitsweise die höchstmögliche Kraftentwicklung ermöglicht.

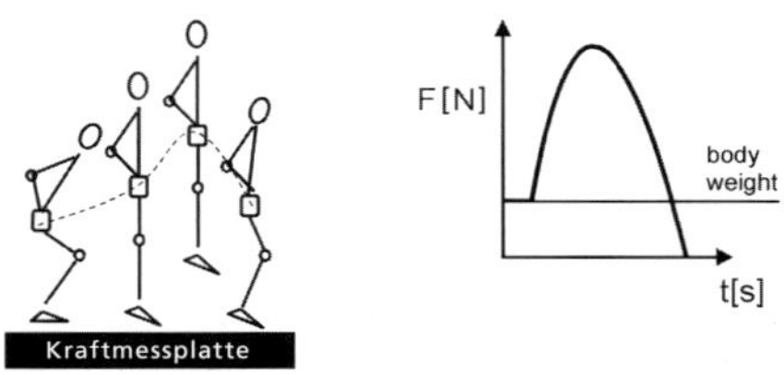

Abb.12: Squat Jump. Die Kraftentwicklung erfolgt lediglich durch konzentrische Kontraktion der Beinstreckmuskulatur.

besonderen Randbedingungen stattfindet. Der Übergang zwischen der Dehnung der Muskulatur und der Verkürzung muss dabei sehr schnell geschehen. Bei Sprüngen wird eine Kontaktzeit auf dem Boden von unter 200 ms gefordert. Die plötzliche Dehnung der aktivierten Muskulatur verursacht dabei sowohl eine Erhöhung der elastischen Spannung innerhalb der Muskulatur als auch über die Dehnung der Muskelspindeln einen (monosynaptischen) Reflex über das Rükkenmark. Dadurch wird die Spannung innerhalb der Muskulatur durch Aktivierung weiterer motorischer Einheiten noch erhöht. Auch die Kraft übertragenden Sehnen erfahren dabei eine elastische Dehnung, deren Energie für die nachfol-

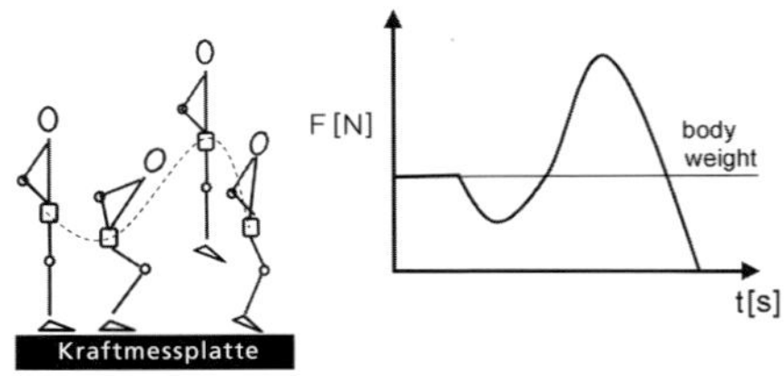

Abb.13: Counter Movement Jump. Die Testung auf der Kraftmessplatte misst die Kopplungsfähigkeit der exzentrischen und konzentrischen Kraftfähigkeiten im Sinne des Dehnungs-Verkürzungszyklus der Beinstreckmuskulatur. Die Sprunghöhe im Vergleich zum Squat Jump wird durch die Vorgänge in der exzentrischen Phase gesteigert.

gende Beschleunigungsleistung genutzt werden kann. Diese Kraftform wird als **Reaktivkraft** bezeichnet. Besonders beim Springen und Sprinten wird sie als leistungsbestimmend angesehen und dementsprechend intensiv trainiert. Mit zunehmender Kontaktzeit der Absprünge nimmt die Effizienz des Energieaustausches ab. Auch von Werfern werden sogenannte **plyometrische** (Reaktivkraft verbessernde) Übungen im Training eingesetzt, obwohl für Wurfbewegungen bisher jeglicher Nachweis einer mit dem DVZ oder der Reaktivkraft vergleichbaren Muskelarbeit fehlt.

Generell muss Schnellkraft als eine sehr spezifische Kraftform eingestuft werden, deren Ausprägungsgrad sich spezifisch an den Anforderungen der jeweiligen sportlichen Disziplin orientiert. Dabei spielen Faktoren wie mechanische Steifigkeit der Sehnen, Aktivierungsgrad der Muskulatur, Muskelfaserzusammensetzung, kinematische und kinetische Randbedingungen, Bewegungsumfang und Dauer der Zielbewegung eine leistungsbestimmende Rolle.

6 KRAFTTRAINING UND ALTER

Krafttraining mit Jugendlichen und Kindern.
Während sich der gesundheitliche Stellenwert eines Krafttrainings mit Erwachsenen durch wissenschaftliche Studien und gesellschaftliche Anerkennung zunehmend manifestiert, wird Krafttraining im Kindes- und Jugendalter immer noch sehr konträr betrachtet. Pauschalisierte Behauptungen über die Auswirkungen eines Krafttrainings bei Jugendlichen und Kindern reichen von einem geringen oder nicht vorhandenen Muskel- und Kraftzuwachs bis hin zur Beeinträchtigung des Wachstums und einer erhöhten Verletzungsanfälligkeit. Größere Studien zu diesen Behauptungen liegen jedoch nicht vor. Einzelfalldokumentationen über Schäden an den Epiphysenfugen (Wachstumsfugen des Knochens) sind sehr selten. Sie beziehen sich auf unbeobachtete Trainingsunfälle beim Gewichtheben. Es gibt keine Studie, die solche Epiphysenverletzungen nach oder während eines kontrollierten und dosierten Krafttrainings mit Kindern und Jugendlichen nachweist. Altersunabhängig besitzt der passive Bewegungsapparat mit Knochen, Sehnen und Bändern trotz seiner relativen Festigkeit die Fähigkeit, sich an veränderte Umweltbedingungen anzupassen. Es ist unbestritten, dass die Epiphysenfugen sowie der Wachstumsknorpel beim Heranwachsenden durch entwicklungsbedingte Prozesse verletzungsanfälliger sind als bei Erwachsenen. Vergleicht man allerdings den Impact (Aufprallstoß) eines Sprunges beim Sport oder im Alltagsspiel mit den auftretenden Kräften z. B. bei einer Kniebeugeübung, so kann dem Kraftsport aus biomechanischer Sicht kein erhöhtes gesundheitliches Gefährdungspotential zugeschrieben werden. Weiterhin ist bisher nicht geklärt, ob seltene sehr hohe Belastungen (Niedersprünge) oder häufige hohe Belastungen (Kniebeugeübungen) den Knorpel oder das Knochenwachstum ungünstig beeinflussen.

Biologische Aspekte
Im Anschluss an die erste schnelle Wachstumsphase im ersten Lebensjahr eines Kindes kommt es zu einer deutlichen Verlangsamung des Körperwachstums. Mit einer mittleren Körpergewichtszunahme von 2 bis 3 kg und einer Körperlängenzunahme von 5 bis 7 cm pro Jahr bleibt die Entwicklung bis zum etwa zehnten Lebensjahr konstant. In dieser Zeit manifestieren sich bei Kindern die anatomisch-physiologischen Grundlagen für die sich anschließenden koordinativen Entwicklungen. Motorische Verbesserungen und Kraftzuwächse beruhen vor allem auf einer verbesserten Bewegungskoordination und weniger auf einer Zunahme rein muskulärer Fähigkeiten. An diese Entwicklungsphase schließt sich der zweite, pubertäre Längenwachstumsschub (Mädchen 10-12, Jungen 11-13 Jahren) an. Die hormonellen Veränderungen in dieser Phase führen zu einer Muskelmassen- und Kraftzunahme. Als Folge der Längenzunahme und des Kraftzuwachses verändern sich die Zugwinkel der Muskulatur am passiven

Bewegungsapparat, sodass das zuvor gut abgestimmte Zusammenspiel von Nerven-, Muskel-, Sehnen- und Skelettsystem gestört wird. Um das Gleichgewicht wiederherzustellen, sind Anpassungsvorgänge der oben genannten Systeme notwendig. Da die benötigten Anpassungszeiten der Muskulatur deutlich geringer sind als die des Knochens, kann es bei starken muskulären Tätigkeiten zu einer Überbeanspruchung an den Verbindungen von Muskel und Knochen kommen. In diesem Alter, in dem einerseits die Elastizität des kindlichen Knochens verloren gegangen ist und andererseits noch keine feste knöcherne Durchbauung erfolgt ist, entstehen mechanische Schwachstellen, sodass knöcherne Ausrisse insbesondere am Becken keine Seltenheit darstellen.

Für den Trainer sind Kenntnisse über diese biologisch-biomechanischen Zusammenhänge wichtig, um Verletzungen oder Überlastungsschäden vermeiden zu können. Beschwerden sollten nicht lapidar durch „Wachstumsschmerzen" abgetan werden. Eine Rücknahme von Trainingsintensitäten und -umfängen sowie die Beachtung von Regenerationszeiten sind in solchen Fällen bei allem Ehrgeiz zu beachten. Bei andauernden Beschwerden sollte ein kompetenter Sportmediziner aufgesucht werden. Die oben genannten Risiken sind nicht spezifisch für den Kraftsport anzusehen, sondern erlangen ihre Bedeutung bei allen Sportarten, bei denen hohe Kraftmomente durch die Muskulatur erzeugt werden. Somit gelten sie z. B. ebenso für leichtathletische Disziplinen wie auch für Sportspiele. Ungeachtet der Risiken eines hochintensiven Krafttrainings stehen alternative Krafttrainingsmöglichkeiten zur Verfügung. Durch die Teilnahme an diesen Krafttrainingsvarianten können Kinder und Jugendliche von den positiven Effekten eines regelmäßigen Krafttrainings wie einer Verbesserung der sportmotorischen Fähigkeiten, einer höheren Knochendichte (Osteoporoseprophylaxe), einer optimierten kardiorespiratorischen Fitness sowie einer guten Körperhaltung mit muskulär stabilisierten Gelenken profitieren. Im Vergleich mit „klassischen" Sportarten kann auch durch kontrolliertes Krafttraining ein deutlicher gesundheitlicher Nutzen erzielt werden.

Vor dem Beginn eines Krafttrainings sollte sich der Trainer über den Entwicklungs- und Gesundheitszustand des Kindes informieren und im Zweifelsfall professionellen sportmedizinischen Rat einholen. Unabhängig von der Wahl der Trainingsmethode bleibt zu beachten, dass Kinder keine Mini-Erwachsenen sind. Morphologische Besonderheiten müssen beim Krafttraining berücksichtigt werden. Daher sind klassische Kraftgeräte, wie man sie aus Fitnessstudios kennt, auf Grund eingeschränkter Einstellungsmöglichkeiten für Kinder nicht geeignet. Aus diesem Grunde haben einige Kraftgerätehersteller spezielle Kinderkraftgeräte entwickelt, an denen ein kindgerechtes, kontrollierbares Training durchführbar ist. Durch die Anwendung verschiedener Last- bzw. Widerstandsbedingungen wie leichte Lang- und Kurzhanteln, elastische Bänder oder spezielle Kraftgeräte in Kindergröße wird Langeweile beim Krafttraining vermieden. Das primäre Ziel des Krafttrainings stellt das Erlernen der korrekten sportlichen Technik dar, wobei auf Kraftwettkämpfe verzichtet und stattdessen möglichst spielerische Elemente integriert werden sollten. Prinzipiell eignen sich einfache Ganzkörperkraftübungen mit dem eigenen Körpergewicht wie Liegestützen, Klimmzüge oder Kniebeugen bei technisch korrekter Ausführung auch bei Kindern für ein effizientes Training. Bei der Therapie von übergewichtigen Kindern und Jugendlichen können diese Übungen auf Grund des hohen Eigenkörpergewichts allerdings rasch zu einer Überlastung führen. In solchen Fällen kann ein kontrolliertes Bankdrücken mit geringen Lasten eine geeignete Alternative zum „Liegestütz" sein.

In der Pubertät entwickeln insbesondere männliche Jugendliche ein positives Körperbild des muskelbepackten Mannes. Es ist bekannt, dass in einigen Fitnessstudios, aber auch über das Internet relativ einfach muskelaufbauende Substanzen erworben werden können. Die Einnahme solcher Medikamente geht allerdings mit erheblichen gesundheitlichen Gefährdungen einher. Diese Risiken reichen von Krankheitsbildern wie Akne, psychischen Störungen, Aggressivität über Muskelrisse und Herzfehler bis zur erektilen Dysfunktion. Sie sollten dem Jugendlichen Kraftsportler transparent gemacht werden. Auf Grund von Sozialisationseffekten sollte das Trainingsumfeld für Kinder und Jugendliche frei von falschen „Anabolikavorbildern" sein.

Abschließend betrachtet ist gegen ein kontrolliertes und adäquates Krafttraining bei Kindern und Jugendlichen nichts einzuwenden. Eine gute Ausbildung der Trainer bzw. Sportlehrer vorausgesetzt, steht einem Krafttraining mit Kindern und Jugendlichen aus medizinischer, biomechanischer und sportwissenschaftlicher Sicht nichts entgegen.

Wichtiges für die Praxis:

- Kinder sind keine Mini-Erwachsenen
- Kraftsporttauglichkeit sportmedizinisch attestieren lassen
- Eltern und Kinder über Nutzen des Krafttrainings aufklären
- Rasches Längenwachstum und hormonelle Veränderungen können ab dem 10. Lebensjahr zu ungünstigen Voraussetzungen für intensives Krafttraining führen
- Abwechslungsreich trainieren
- Techniktraining vor Kraftzuwachs
- Großen Wert auf Sicherheit im Kraftraum legen
- Vorbildfunktion beachten
- Ein „sauberes" Trainingsumfeld schaffen

Krafttraining mit Älteren

Das Durchschnittsalter unserer Gesellschaft steigt seit Jahrzehnten an. In Deutschland gibt es im Moment mehr Menschen, die über 65 Jahre alt sind, als Jugendliche. Bis zum 80. Lebensjahr verlieren die meisten Erwachsenen 20 bis 40 % ihrer Muskelmasse – das sind ca. 13 kg, die nicht selten durch Fettgewebe ersetzt werden. Der Verlust der Muskelmasse sowie die Abnahme der Knochendichte im Alter sind neben hormonellen Umstellungen, Fehlfunktionen zellulärer Prozesse und Ernährungsdefiziten vor allem auch mangelnder körperlicher Aktivität zuzuschreiben. Das Krankheitsbild der so genannten „Sarkopenie" ist durch den zunehmenden Verlust an Muskelkraft gepaart mit der Einschränkung koordinativer Fähigkeiten und dessen Auswirkung auf die Alltagsfähigkeiten Älterer zu einer ernstzunehmenden Belastung unseres Gesundheitssystems geworden. Durch körperliche Aktivität kann dem inaktivitäts- und altersbedingten Muskelmassenverlust entgegengewirkt werden (Abb. 13), da unsere Muskulatur bis ins hohe Alter ihre Fähigkeit zur Anpassung bzw. ihre Trainierbarkeit nicht verliert.

Zahlreiche Krafttrainingsstudien bei älteren Menschen, teilweise bei über 80 jährigen, haben gezeigt, dass Kraftzuwächse je nach Trainingszustand und Muskelgruppe um weit über 200 Prozent gesteigert werden können. Eine Zunahme der Kraft steht bei Älteren in direktem Zusammenhang mit einem besseren Gangbild, sichererem Treppensteigen, verbesserter Balance und einer generell gesteigerten spontanen körperlichen Aktivität. Die Teilnahme an gezielten Krafttrainingsprogrammen bewirkt bei älteren Menschen Muskelmasse aufbauende Effekte und kann daher unter anderem bei der Prophylaxe und Therapie von Frakturen durch Osteoporose eingesetzt werden. Zusätzlich wirkt die durch Krafttraining hinzugewonnene Muskelmasse dem metabolischen Syndrom entgegen und induziert eine antidiabetogene Stoffwechsellage. Der Abbau der Knochendichte im Alter sowie der degenerativ fortschreitende Gelenkknorpelverschleiß machen gerade den passiven Bewegungsapparat Älterer anfälliger für Verletzungen und Überlastungsschäden. Außerdem sind die Anpassungsreserven im Vergleich zum jungen Menschen reduziert. Aus diesem Grund ist es wichtig, das Erlernen der Bewegungstechnik beim Krafttraining in den Vordergrund zu stellen und ein Training mit sanften Intensitäten zu beginnen. Nach einer gewissen Gewöhnungsphase spricht nichts dagegen, die Umfänge und später auch die Intensitäten progressiv zu steigern.

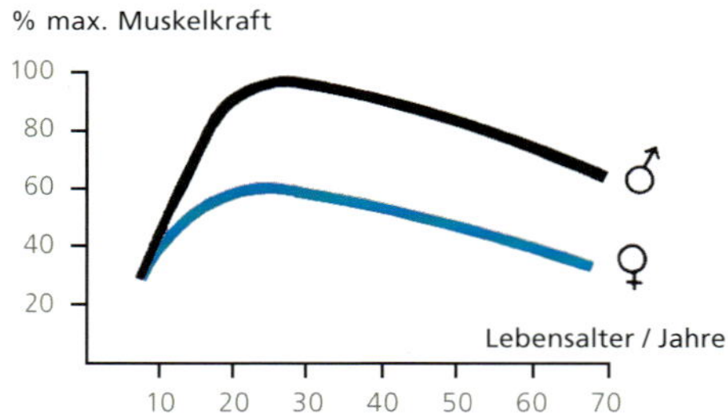

Abb.14: Entwicklung der Maximalkraft im Altersgang bei Männern und Frauen. Mit freundlicher Genehmigung aus de Marées (2003).

Beim Vorliegen von Hypomobilitäten und eingeschränkter Gelenkbeweglichkeit sollten Bewegungsabläufe, die schmerzhaft oder unangenehm vom Trainierenden empfunden werden, von Anfang an gemieden werden. Aus internistischer Sicht muss bei älteren Menschen mit einer Vorschädigung des Herzkreislauf-Systems gerechnet werden. Arteriosklerotische Veränderungen besonders im Bereich der Herz- und Gehirnversorgenden Gefäße stellen beim Sport ein ernstzunehmendes Risiko dar. Beim Krafttraining können teilweise sehr hohe Blutdruckspitzen entstehen, die ein potentielles Risiko für akute Herzkreislauferkrankungen darstellen. Ursächlich für den Blutdruckanstieg ist die während des Trainings einsetzende Erhöhung des peripheren Gefäßwiderstandes als Folge der Kompression der Gefäße durch die arbeitende Muskulatur. Ein weiterer Grund für einen erhöhten Blutdruck beim Krafttraining ist die Pressatmung (Valsalva Manöver). Der Kraftsportler setzt sie ein, um bei der Bewältigung schwerer Lasten dem höheren äußeren Druck auf den Körper einen stabileren intrathorakalen Halt für die Muskulatur entgegenzusetzen. Allerdings führt der intrathorakale Druck auch zu Blutdruckanstiegen. Deshalb ist es besonders bei Älteren sehr wichtig, auf eine regelmäßige Atmung während der Belastung zu achten und insbesondere bei der Überwindung der Last auszuatmen. Statische Muskelkontraktionen mit hohen Intensitäten sind auf Grund eines besonders hohen Blutdruckanstieges nicht für das Training mit Älteren geeignet.

Krafttraining ist eine gute Methode, dem körperlichen Abbau bei älteren Menschen entgegenzuwirken und bereits fortgeschrittene Defizite wieder aufzuarbeiten. Eine gesteigerte Muskelkraft versetzt ältere Menschen unter Umständen sogar erst in die Lage, ein gesundheitsförderliches Herzkreislauftraining durchzuführen. Alltagsaktivitäten wie Ankleiden und einfache Haushaltsarbeiten fallen nach einem kontrollierten Krafttraining leichter und das Verletzungsrisiko bei Stürzen sinkt. Der Aufbau der Muskelmasse verbessert zahlreiche Stoffwechselprozesse und reduziert so das Risiko, an Fettstoffwechselstörungen oder Diabetes mellitus zu erkranken. Ein gezieltes, adäquates und überwachtes Krafttraining ist unter Einhaltung der oben genannten Voraussetzungen in praktisch jedem Lebensalter möglich und von positivem gesundheitlichem und psychosozialem Nutzen.

Wichtiges für die Praxis:

- Vor dem Trainingsbeginn muss eine sportmedizinische Kraftsporttauglichkeit attestiert werden
- Erlernen der korrekten Bewegungstechnik mit leichten Widerständen
- Progressive Belastungssteigerung unter Berücksichtigung der individuellen Umstände (Reaktion auf das Training, Motivation, Leistungssteigerung, subjektives Empfinden)
- Allgemeines 5-10minütiges Aufwärmen (Ganzkörper-, Kardiotraining, evtl. Mobilisations- und Beweglichkeitsübungen)
- Regelmäßig Atmen, Pressatmung vermeiden
- Übungen in einer komplett schmerzfreien Bewegungsamplitude durchführen
- Kontrolle des Trainings durch geschulte Trainer inklusive regelmäßiger Blutdruck- und Herzfrequenzmessung
- Regenerationszeiten und geringere Anpassungsreserven beachten
- In Satzpausen entspannen und tief durchatmen, um Muskulatur und Herz-Kreislaufsystem wieder zu relaxieren
- Große Muskelgruppen bzw. funktionelle Übungen bevorzugt trainieren, um Alltagsfähigkeiten wie Aufstehen oder Tragen von Lasten zu verbessern

7 KRAFTTRAINING IN DER PRAXIS

7.1 Verhalten im Kraftraum

Wie auf jedem Sportplatz gelten auch im Kraftraum einige Regeln, die die gemeinschaftliche Nutzung weniger Sportgeräte durch viele Sportler vereinfachen sollen. Prinzipiell sollte man sich wie ein Gast benehmen, sich wohl fühlen und sich gleichberechtigt mit allen anderen Nutzern bei der Trainingsdurchführung arrangieren. In den meisten Krafträumen gibt es eine fachliche Aufsicht. Sie bildet im Zweifelsfall die oberste Instanz, deren Anweisungen natürlich zu befolgen sind. Einige Hygiene- und Sicherheitsregeln sind allerdings in allen Krafträumen gleich. Essen und Getränke sind innerhalb der Krafträume nicht erlaubt. Hanteln und Kraftgeräte sollten durch Handtücher von Schweiß gereinigt bzw. geschützt werden. Das Tragen festen Schuhwerkes schützt vor Fußpilz und Verletzungen. Hantelstangen und Gewichtsscheiben sollten grundsätzlich immer an den Ort der Aufbewahrung zurückgebracht werden. Umher liegende Gewichtsscheiben sind „Stolperfallen", die insbesondere in Krafträumen, in denen Freihanteln genutzt werden, schon häufig zu Unfällen geführt haben. Bei jedem Training mit Freihanteln müssen die Gewichte durch entsprechende Schnellverschlüsse gesichert werden. Im Allgemeinen gelten die Regeln des Miteinanders. Jeder kann beim Krafttraining in die unangenehme Situation kommen, sich bei der Auswahl der zu stemmenden Last übernommen zu haben. In solchen Situationen ist es leicht, selbst dem stärksten Mann durch die Abnahme einiger Kilo der von ihm zu stemmenden Last aus der Bedrängnis zu helfen. Ebenso ist auch der „Starke" im Notfall verpflichtet, dem „Schwächeren" beim scheinbar nichtigen Gewicht einer leeren Hantelstange behilflich zu sein. Am sichersten ist es jedoch, wenn man mit einem Partner trainiert, der jederzeit Hilfestellung leisten kann.

7.2 Training an stationären Krafttrainingsgeräten

Das Training an Krafttrainingsgeräten ist in den letzten Jahren immer populärer geworden. Während noch vor 20 Jahren fast ausschließlich Kraft- und Leistungssportler an Krafttrainingsgeräten trainierten, werden sie heutzutage besonders im Fitness- und Gesundheitsbereich und selbst in der Rehabilitation eingesetzt. Das Training an Krafttrainingsgeräten stellt gleichermaßen eine sehr einfache aber auch sehr intensive Variante des Krafttrainings dar. Durch den meist vorgegebenen Bewegungsradius und den teilweise eindimensionalen Bewegungsebenen ist nahezu jeder in der Lage, die in der Regel relativ einfachen koordinativen Anforderungen eines Gerätetrainings zu erfüllen. Dennoch hat der unerfahrene Sportler vor den ersten Trainingseinheiten meist einen gehörigen Respekt vor dem „Kraftraum".

Nachfolgend werden **häufig in Krafträumen vorzufindende stationäre Krafttrainingsgeräte dargestellt.**

Die Ausgangs- und Endposition im Kraftgerät sowie die richtige Körperhaltung und häufige Fehler bei der Bewegungsausführung werden erklärt. Zu jedem Gerät werden die beim Training primär beanspruchten Muskeln aufgeführt. Anschließend werden die Hauptbewegungen in den entsprechenden Gelenken genannt. Anhand dieser Einteilung können in Kap. 7.1 die entsprechend zu trainierenden Muskeln angesehen werden. Bei vielen Geräten stehen mehrere Griffoptionen zur Verfügung. In der Regel sollte die Variante gewählt werden, die dem Sportler am angenehmsten erscheint. Ein bewiesener Effekt über unterschiedliche muskuläre Anpassungen bei der Nutzung verschiedener Griffvariationen liegt bisher nicht vor. Die Nutzung der Geräte erfordert eine Anpassung an die gegebenen körperlichen Voraussetzungen. Eine gegebenenfalls vorhandene Rückenlehne sollte auch als solche genutzt werden. Weiterhin ist auf eine physiologisch aufrechte Wirbelsäulenhaltung zu achten. Die Drehachsen des Gerätes sollten mit den Drehachsen der Gelenke übereinstimmen. An vielen Trainingsgeräten können die Bewegungsumfänge beschränkt werden, um einer eventuell vorhandenen verminderten Gelenkbeweglichkeit gerecht zu werden. Falls vorhanden, sollten meist mit dem Fuß zu betätigende Einstiegshilfen, die den Bewegungsumfang reduzieren können, genutzt werden (Abb. 14 und 15). Sicherheitshalber sollte der Anfänger sein Training immer mit kleinen Lasten beginnen und auf eine kontrollierte Bewegungsausführung achten.

Wichtiges für die Praxis:

- Individuelles Aufwärmen nicht vergessen
- Geräte auf die individuelle Körpergröße einstellen
- Wirbelsäule immer in einer physiologisch aufrechten Position halten (Vorstellung, dass jemand über einen Faden am Hinterkopf den Körper nach oben zieht)
- Mit leichten Gewichten einsteigen
- Auf eine korrekte Bewegungsausführung achten
- Pressatmung vermeiden
- Bei Schmerzen sofortiger Abbruch des Trainings

Brustpresse – chest press

Primär trainierte Muskulatur: Pectoralis major, Deltoideus (bes. pars clavicularis), Triceps brachii
Funktion: Anteversion (Schultergelenk), Extension (Ellbogengelenk)

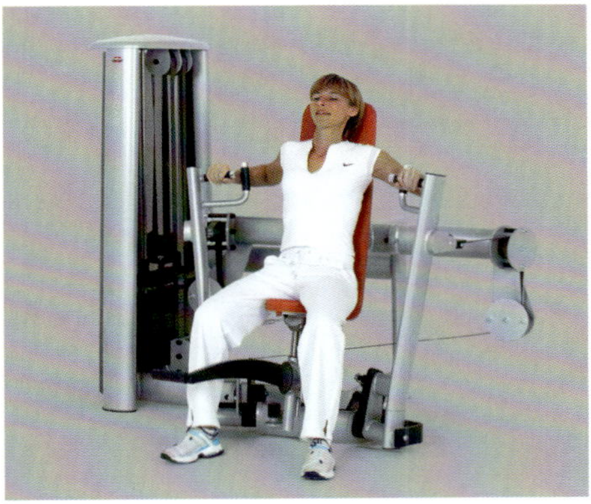

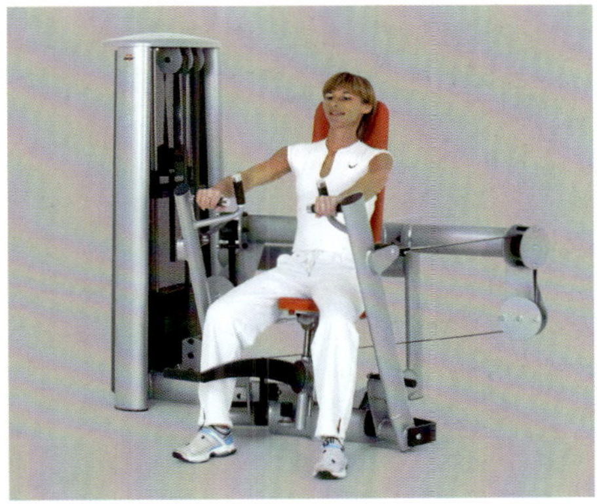

Startposition:
Ellbogen schultertief

Wichtige Technikmerkmale:
- angenehme Dehnspannung
- Oberarm-Rumpf Winkel ca. 70-80°
- Griffe in Mitte Brustbeinhöhe

Häufige Fehler:
- Arme über Schulterhöhe
- Handgelenke überstreckt

Endposition:
Ellbogen annähernd gestreckt

Wichtige Technikmerkmale:
- Handgelenke aktiv stabilisieren
- Rücken am Polster fixieren
- Ellbogen leicht gebeugt

Häufige Fehler:
- Ablösen des Rückens vom Polster
- Rundrückenbildung
- Ellbogen überstreckt

Übungsvariationen:

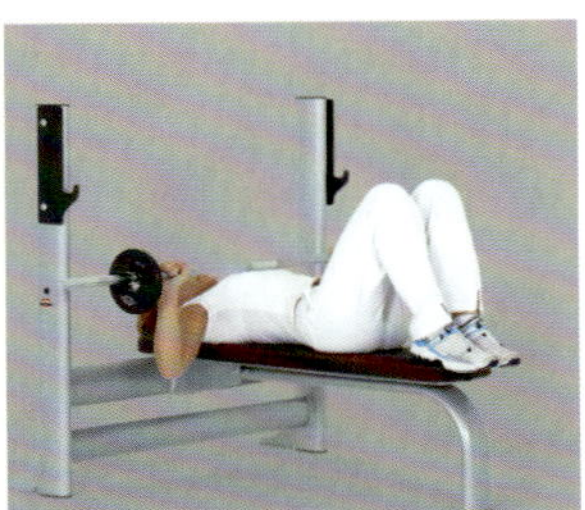

Bankdrücken

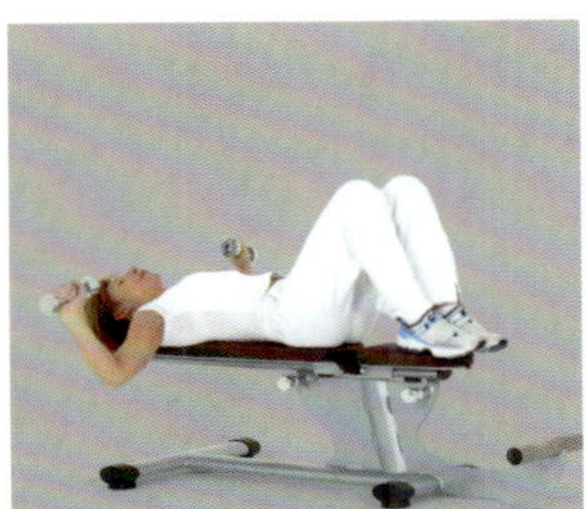

Kurzhanteldrücken

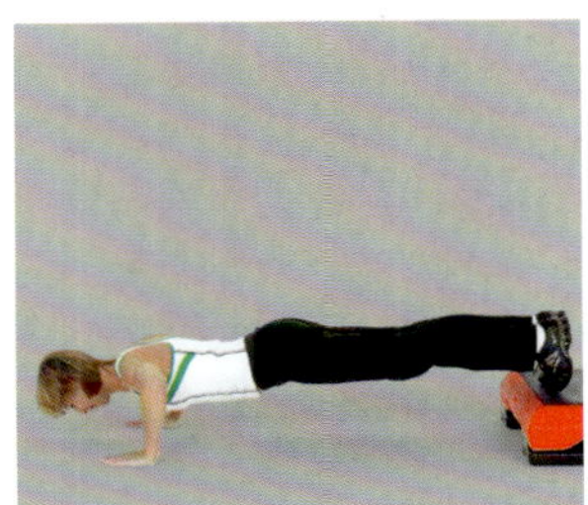

Liegestütz

Ruderzug – seated row

Primär trainierte Muskulatur: Latissimus dorsi, Deltoideus (bes. pars spinalis), Biceps brachii, Trapezius (bes. pars transversus), Rhomboidei
Funktion: Rückführung aus Anteversion (Schultergelenk), Flexion (Ellenbogengelenk)

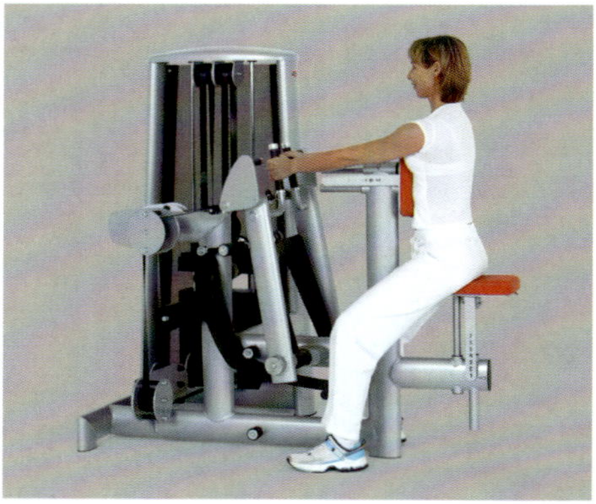

Startposition:
Rücken gestreckt, Arme leicht gebeugt

Wichtige Technikmerkmale:
- Wirbelsäule aufrecht
- Brust am Polster fixieren
- Griffvariationen möglich

Häufige Fehler:
- Schulterhochstand
- Rundrückenbildung
- Arme überstreckt

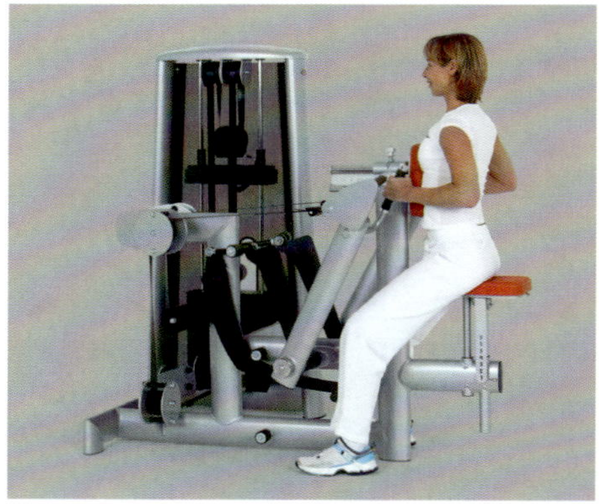

Endposition:
Ellbogen hinterm Körper

Wichtige Technikmerkmale:
- Aufrechter Sitz
- Brust am Polster fixieren
- Schulterblätter zusammenziehen

Häufige Fehler:
- Ablösen vom Polster
- Rundrückenbildung
- mangelnde Schulterblattbewegung

Übungsvariationen:

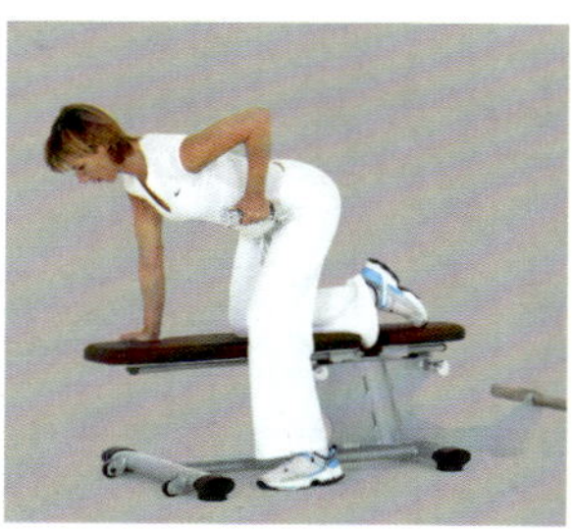

Rudern einarmig

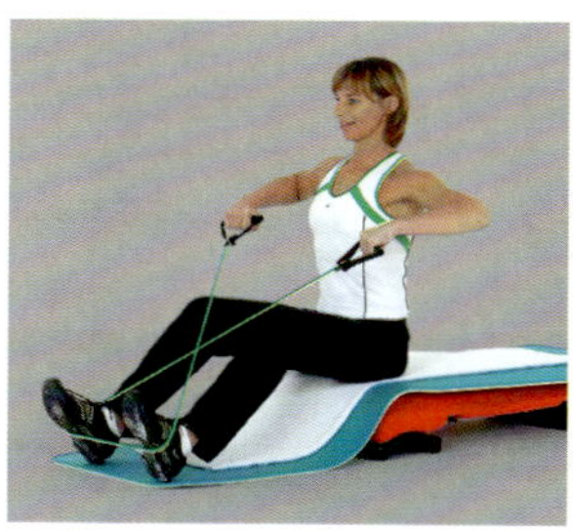

Rudern Theraband

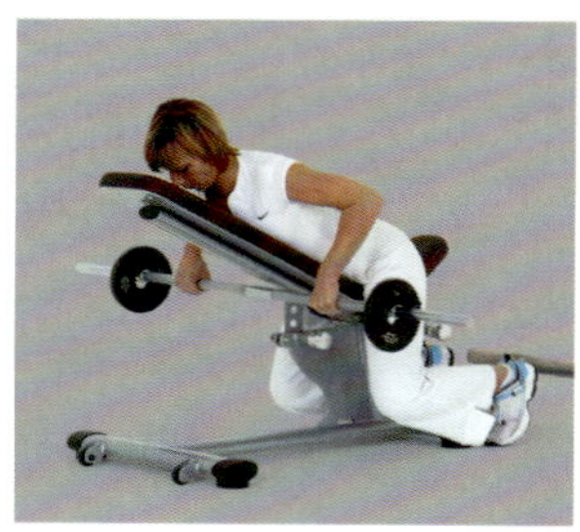

Rudern Langhantel

Latzug – lat pulley

Primär trainierte Muskulatur: Latissimus dorsi, Biceps brachii, Trapezius (bes. pars ascendens), Rhomboidei
Funktion: Rückführung aus Abduktion (Schultergelenk), Flexion (Ellbogengelenk)

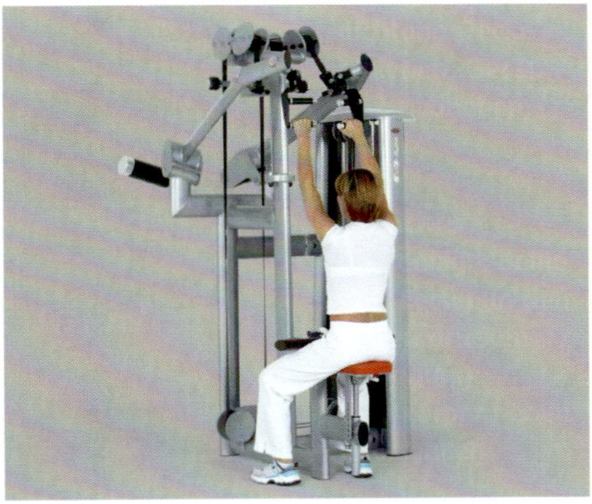

Startposition:
Arme leicht gebeugt

Wichtige Technikmerkmale:
- Aufrechter Sitz
- Schultern tief
- Arme leicht gebeugt

Häufige Fehler:
- Sitz unter Kniehöhe
- Rundrückenbildung
- Überstreckung der Schultergelenke

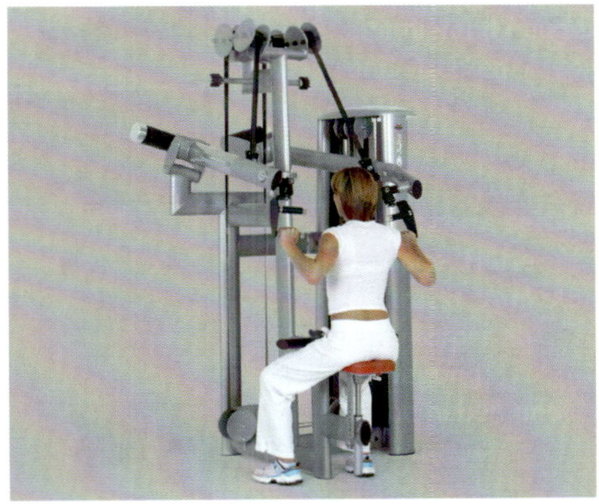

Endposition:
Arme an den Körper gezogen

Wichtige Technikmerkmale:
- Aufrechter Sitz
- Schultern tief
- Blick nach vorne

Häufige Fehler:
- Halswirbelsäule Flexion
- Rundrückenbildung
- Schwung holen

Übungsvariationen:

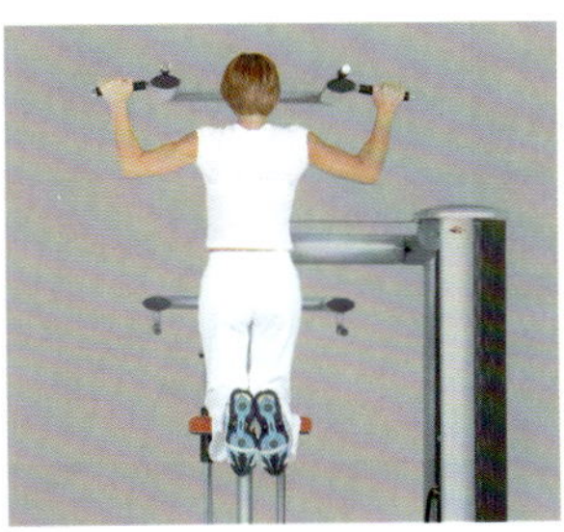

Klimmzug

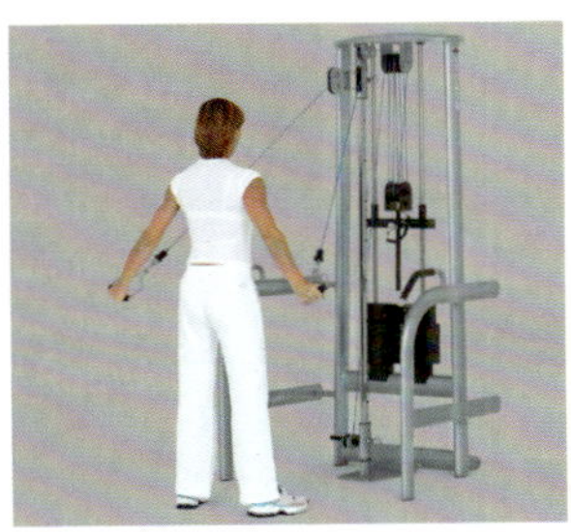

Seilzug vertikal

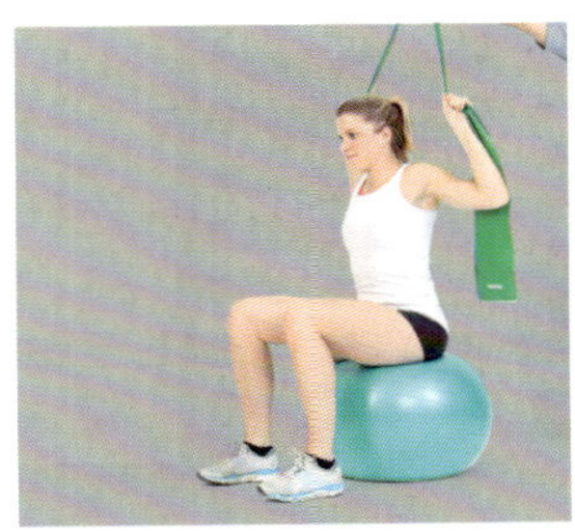

Klimmzug Theraband

Schulterpresse – shoulder press

Primär trainierte Muskulatur: Deltoideus (bes. pars clavicularis; pars acromialis), Triceps brachii
Funktion: Abduktion (Schultergelenk), Extension (Ellbogengelenk)

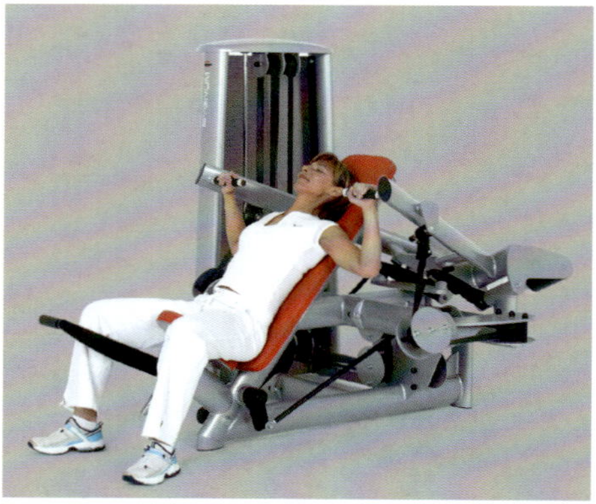

Startposition:
Ellbogen ca. in Schulterhöhe

Wichtige Technikmerkmale:
- Rücken am Polster fixieren
- Handgelenke stabilisieren
- Fußstellung stabilisiert den Rumpf

Häufige Fehler:
- Ellbogen zu tief abgesenkt
- Hohlkreuzbildung
- Handgelenke überstreckt

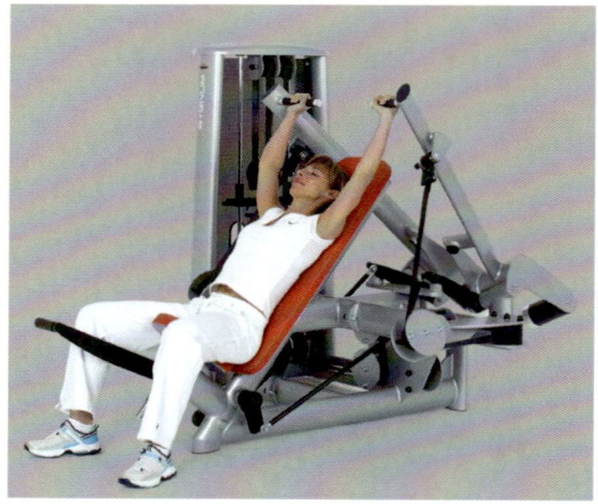

Endposition:
Arme annähernd gestreckt

Wichtige Technikmerkmale:
- Rücken am Polster fixieren
- Bauch leicht einziehen
- Arme bleiben leicht gebeugt

Häufige Fehler:
- Arme überstreckt
- Hohlkreuzbildung
- instabiler Rumpf

Übungsvariationen:

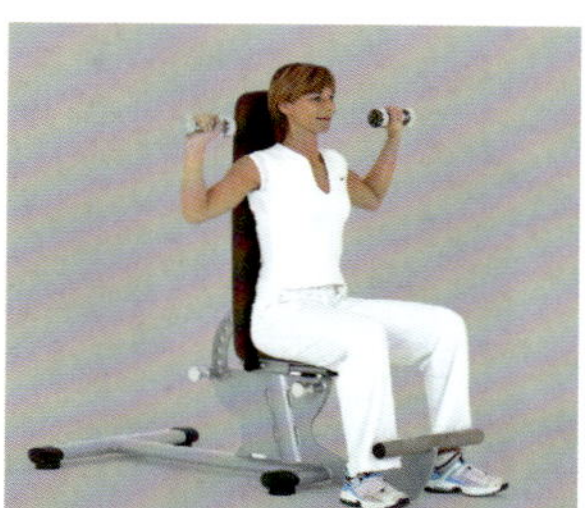

Kurzhanteldrücken

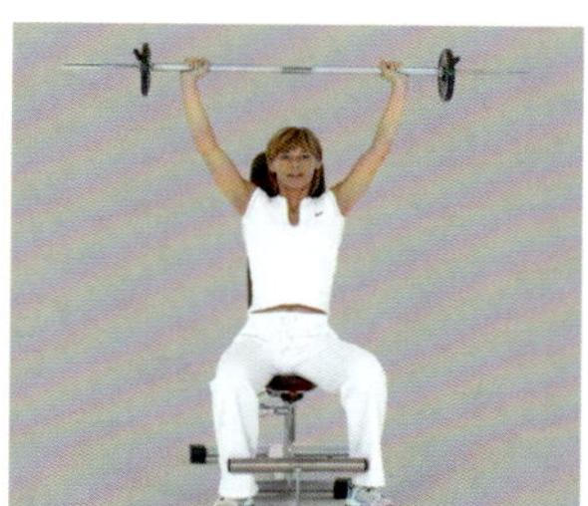

Langhanteldrücken

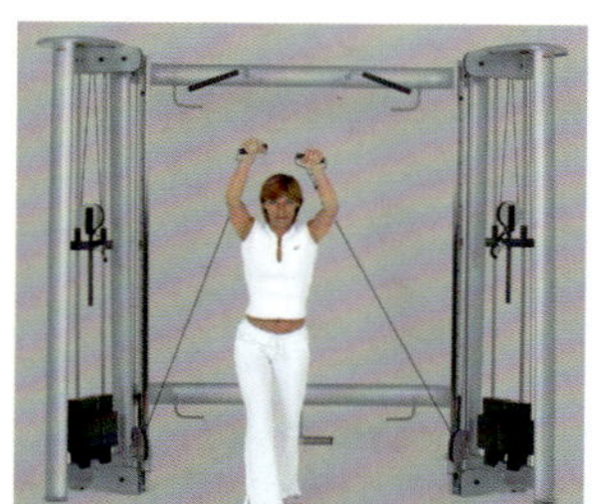

Seilzug über Kopf

Beinpresse – leg press

Primär trainierte Muskulatur: Quadrizeps femoris, Glutaeus maximus, Ischiocrurale, Erectorspinae (bes. pars lumbalis)
Funktion: Extension (Kniegelenk), Extension (Hüftgelenk)

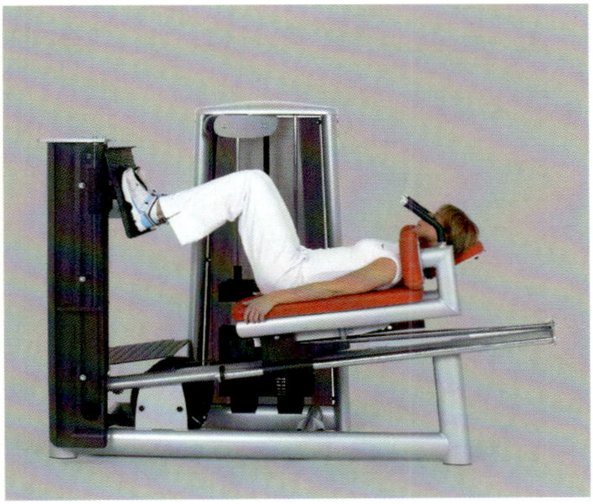

Startposition:
Knie- und Hüftwinkel ca. 90°

Wichtige Technikmerkmale:
- Füße und Knie hüftbreit
- Kniespitze hinter Fußspitze
- Rücken fixiert

Häufige Fehler:
- Kniespitze über Fußspitze
- Kniewinkel < 90°
- X/O-Bein Stellung

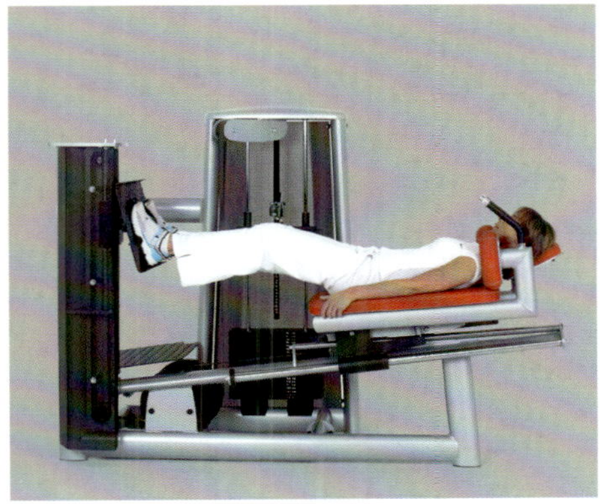

Endposition:
Knie annähernd gestreckt

Wichtige Technikmerkmale:
- Knieachsensymmertie
- Knie bleiben leicht gebeugt
- Druck auf ganzen Fuß verteilt

Häufige Fehler:
- Fersen lösen sich
- Knie überstreckt
- X/O-Bein Stellung

Übungsvariationen:

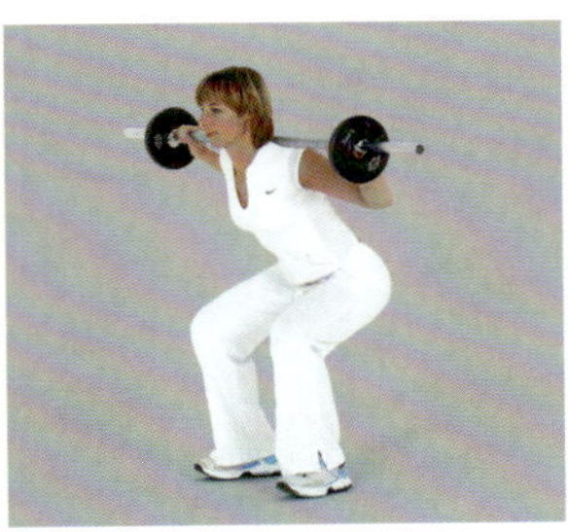

Kniebeuge

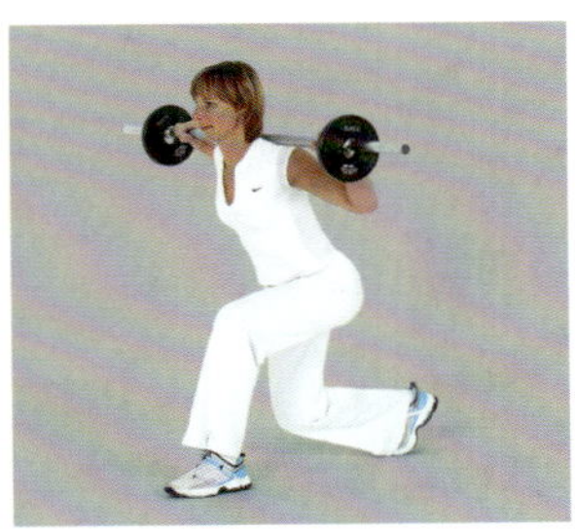

Ausfallschritt

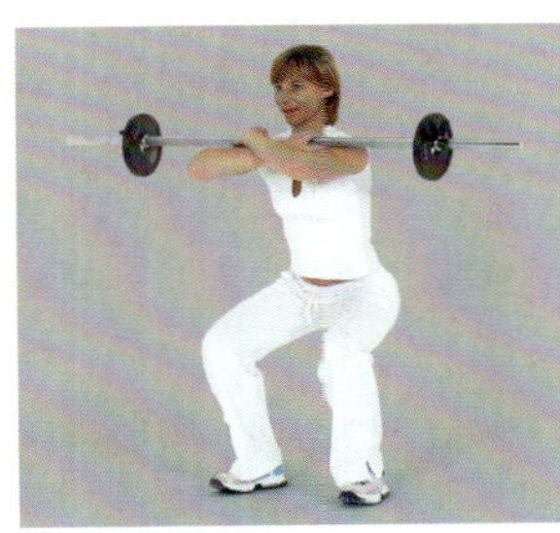

Frontkniebeuge

Kniestrecker – leg extension

Primär trainierte Muskulatur: Quadrizeps femoris
Funktion: Extension (Kniegelenk)

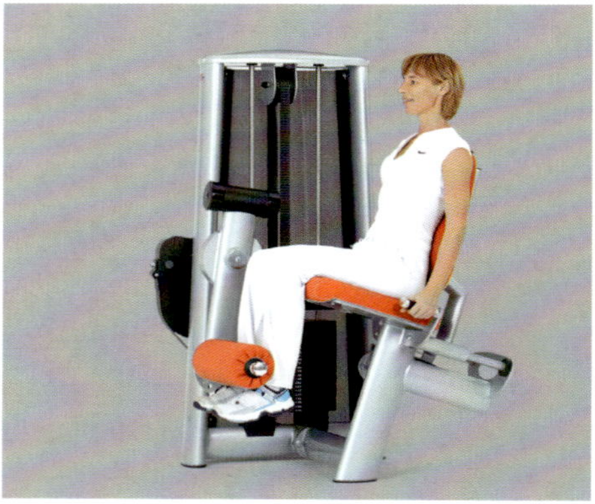

Startposition:
Knie ca. 90° gebeugt

Wichtige Technikmerkmale:
- Knieachsensymmetrie
- Knieinnenwinkel >90°
- Füße in Dorsalextension

Häufige Fehler:
- Knieinnenwinkel zu klein
- Rücken nicht fixiert
- X/O-Bein Stellung

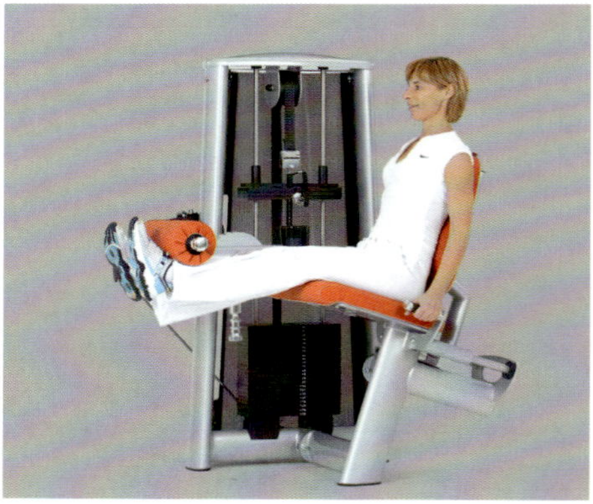

Endposition:
Arme annähernd gestreckt

Wichtige Technikmerkmale:
- Knieachsensymmetrie
- Knie bleiben leicht gebeugt
- Rücken fixieren

Häufige Fehler:
- Gesäß hebt ab
- Füße in Plantarflexion
- X/O-Bein Stellung

Übungsvariationen:

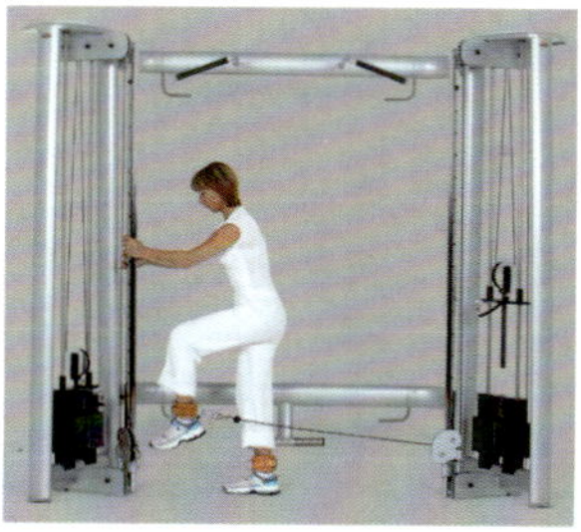

Beinheben am Seilzug

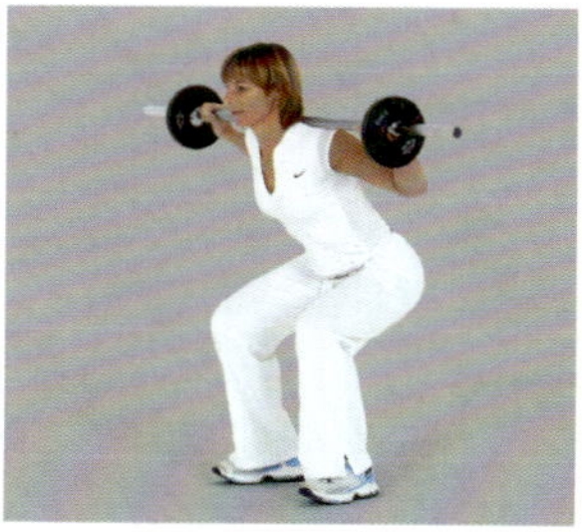

Kniebeuge

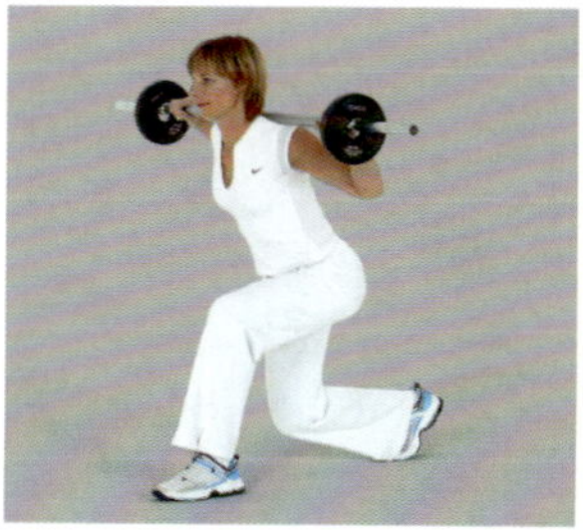

Ausfallschritt

Kniebeuger – leg curl

Primär trainierte Muskulatur: Ischiocrurale, Gastrocnemius medialis und lateralis
Funktion: Flexion (Kniegelenk)

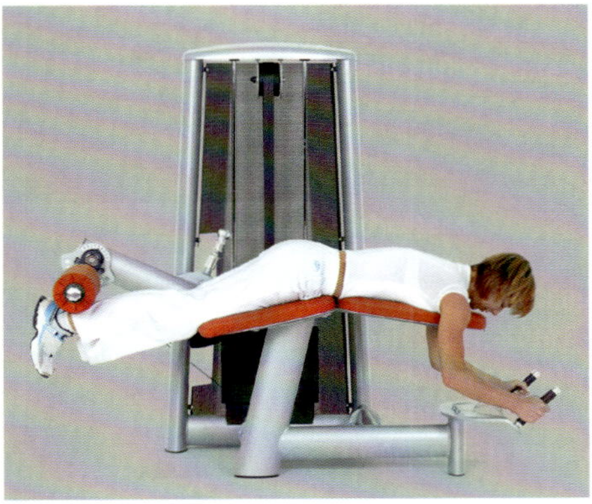

Startposition:
Knie leicht gebeugt

Wichtige Technikmerkmale:
- Patella direkt unter Polster
- Oberkörper fixiert
- Füße in Dorsalextension

Häufige Fehler:
- Knie überstreckt
- Füße in Plantarflexion
- mangelnde Achsensymmetrie

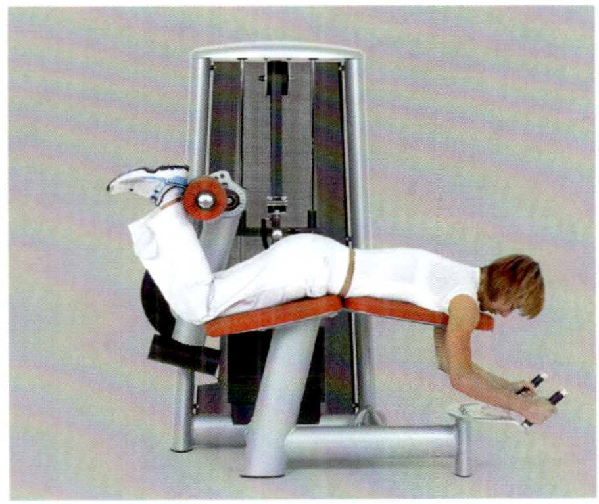

Endposition:
Knie ca. 90° gebeugt

Wichtige Technikmerkmale:
- Becken fixieren
- Bauch anspannen
- Füße in Dorsalextension

Häufige Fehler:
- Hohlkreuzbildung
- Füße in Plantarflexion
- mangelnde Achsensymmetrie

Übungsvariationen:

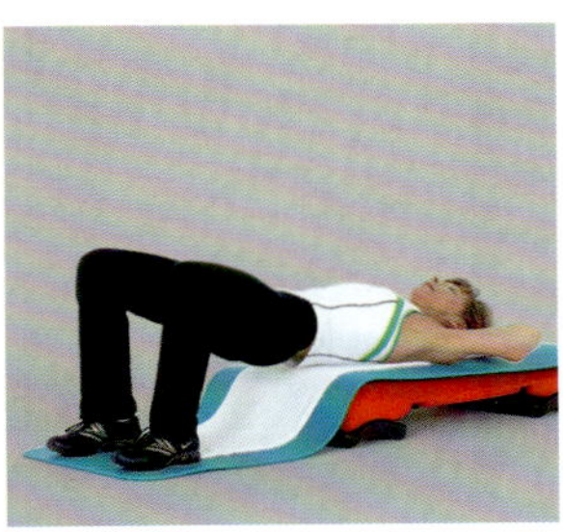

Fersendrücker in Rücklage

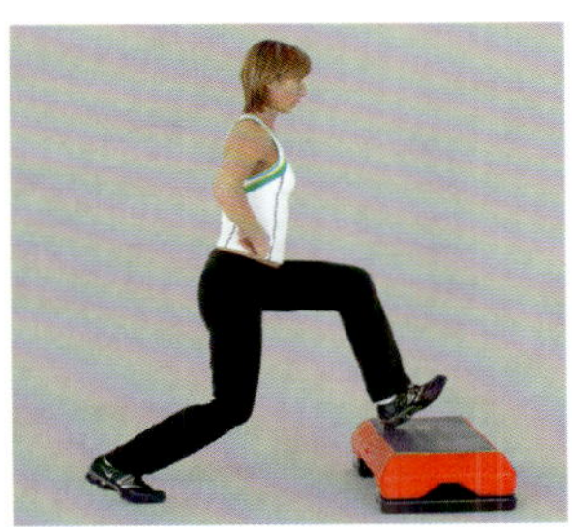

Ausfallschritt auf Ferse

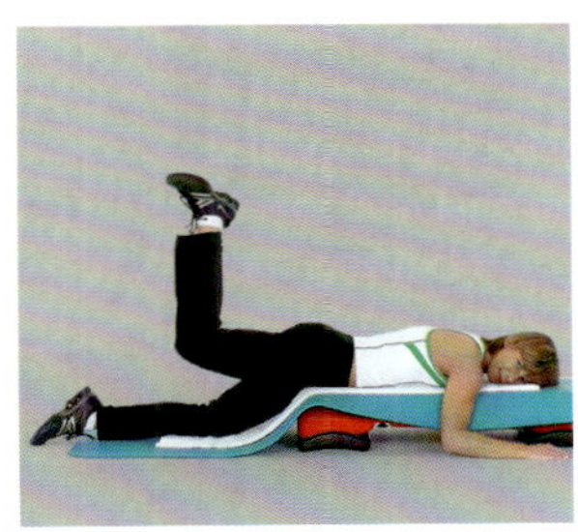

Beinrückheben

Abduktion – abduction

Primär trainierte Muskulatur: Glutaeus medius und minimus tensor fasciae latae
Funktion: Abduktion (Hüftgelenk)

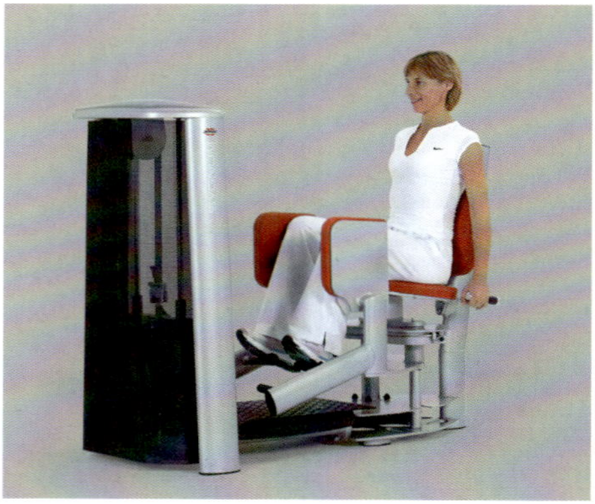

Startposition:
Beine leicht gespreizt

Wichtige Technikmerkmale:
- Rücken fixieren
- Aufrechter Sitz
- Füße in Dorsalextension

Häufige Fehler:
- Absetzen des Gewichts
- Füße in Plantarflexion
- Ablösen vom Polster

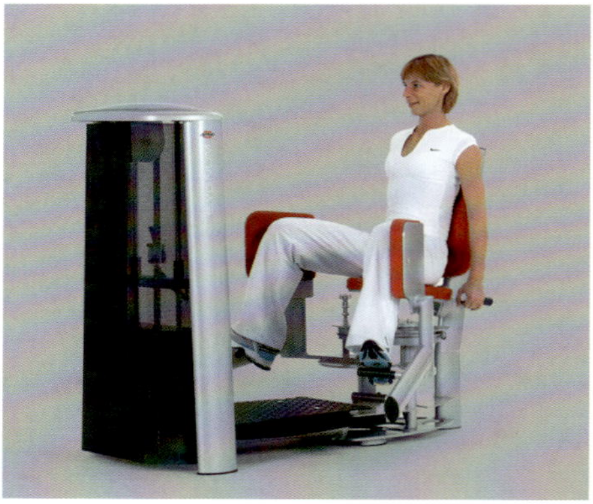

Endposition:
Beine weit gespreizt

Wichtige Technikmerkmale:
- Rücken fixieren
- Aufrechter Sitz
- kontrollierte Bewegung

Häufige Fehler:
- hektische Bewegung
- Füße in Plantarflexion
- Ablösen vom Polster

Übungsvariationen:

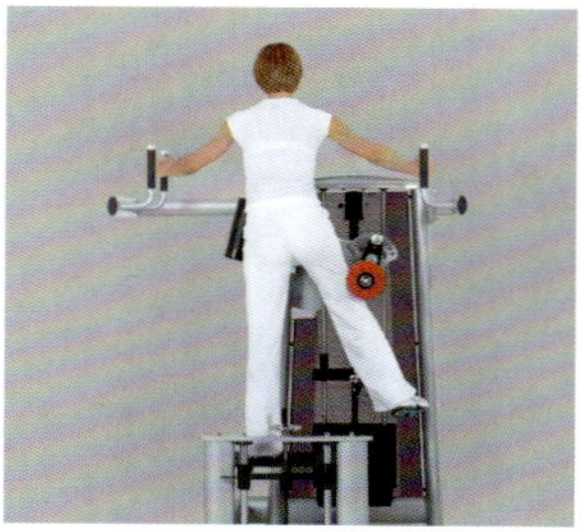

Hüftpendel

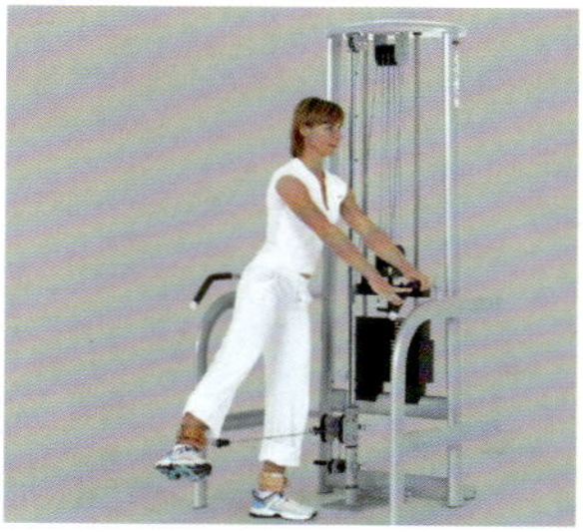

Seilzug

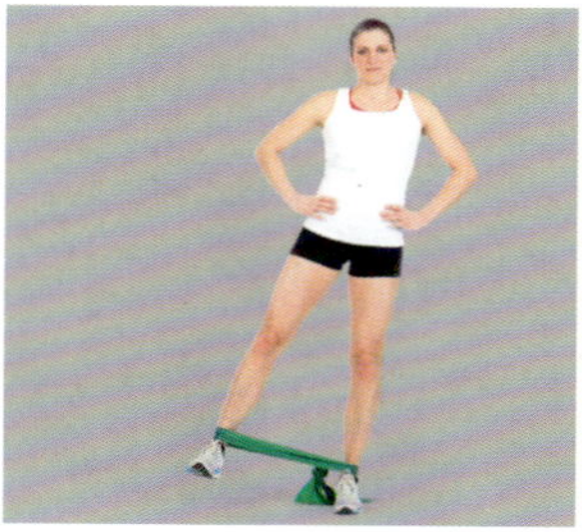

Theraband

Adduktion – adduction

Primär trainierte Muskulatur: Adduktoren
Funktion: Adduktion (Hüftgelenk)

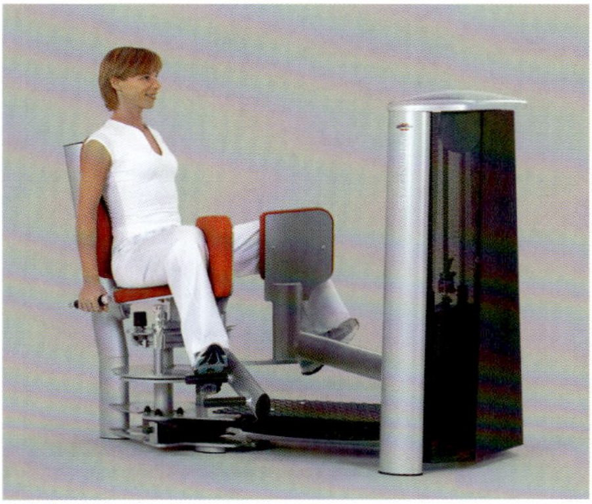

Startposition:
Beine weit gespreizt

Wichtige Technikmerkmale:
- Rücken fixieren
- Aufrechter Sitz
- Füße in Dorsalextension

Häufige Fehler:
- zu weite Dehnung
- Füße in Plantarflexion
- unkontrollierte Bewegung

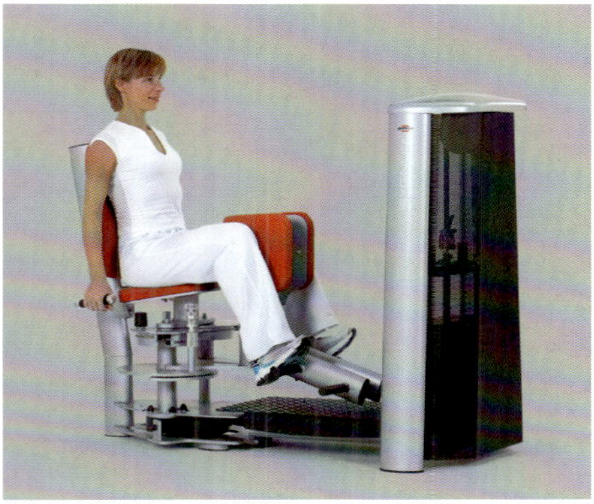

Endposition:
Beine geschlossen

Wichtige Technikmerkmale:
- Rücken fixieren
- Aufrechter Sitz
- kontrollierte Bewegung

Häufige Fehler:
- hektische Bewegung
- Füße in Plantarflexion
- Ablösen vom Polster

Übungsvariationen:

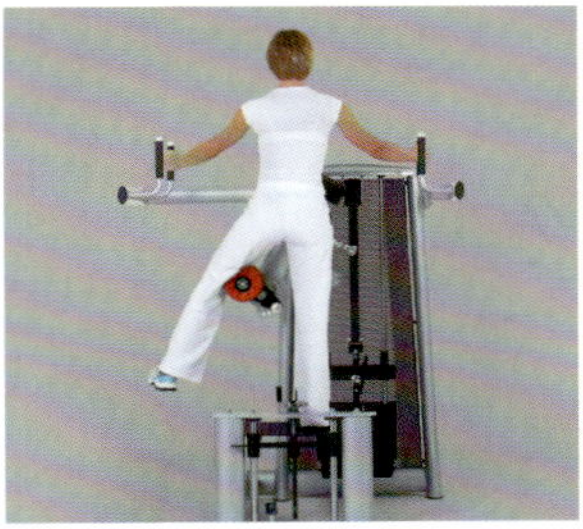

Hüftpendel

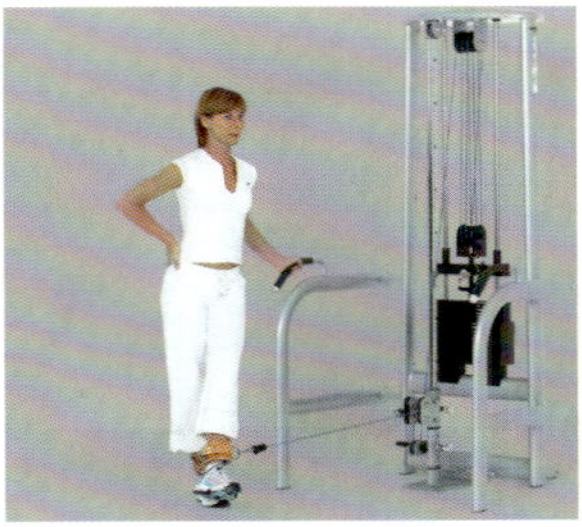

Seilzug

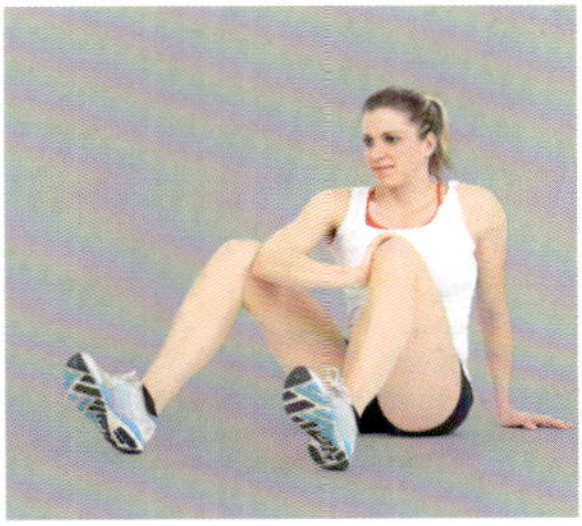

Unterarmklemme

Wadenheben – calf raise

Primär trainierte Muskulatur: Gastrocnemius medialis und lateralis, Soleus
Funktion: Plantarflexion (Sprunggelenk)

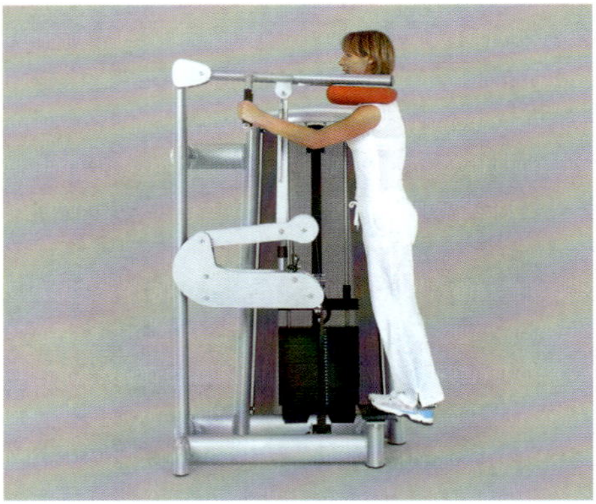

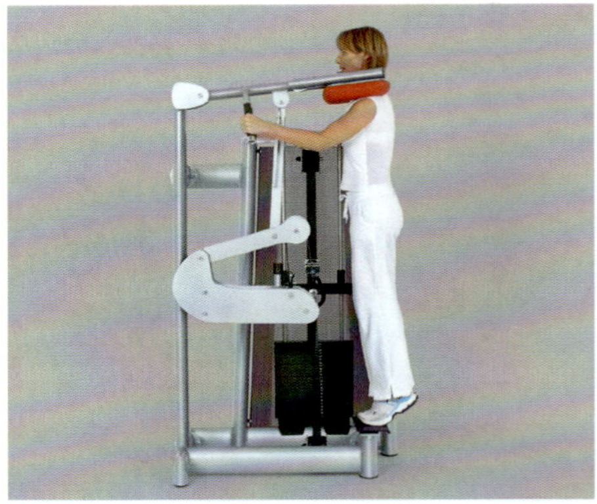

Startposition:
Füße leicht in Dorsalextension

Wichtige Technikmerkmale:
- Füße parallel
- Bauchnabel nach innen ziehen
- Knie leicht gebeugt

Häufige Fehler:
- Hohlkreuzbildung
- Rumpf instabil
- Knie überstreckt

Endposition:
Füße in max. Plantarflexion

Wichtige Technikmerkmale:
- Aufrechte Körperhaltung
- Rumpf stabilisieren
- Knie leicht gebeugt

Häufige Fehler:
- Hohlkreuzbildung
- Rumpf instabil
- Knie überstreckt

Übungsvariationen:

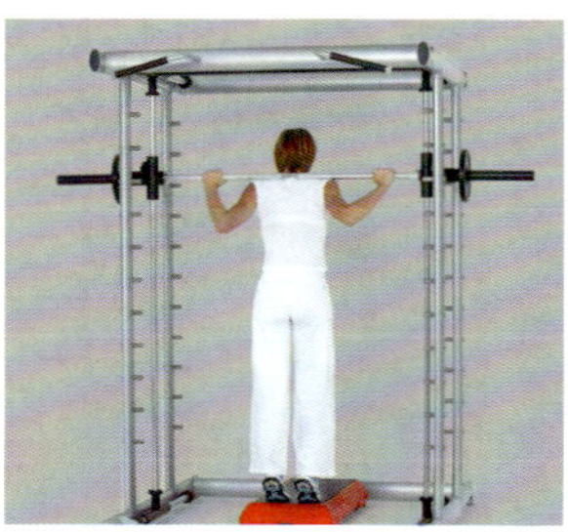

Wadenheben an Multipresse

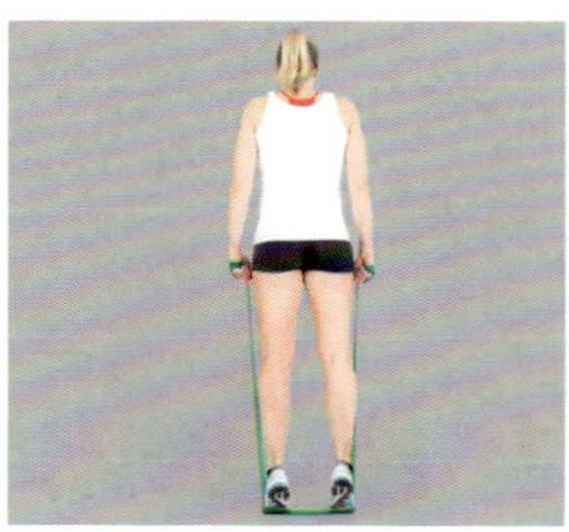

Theraband

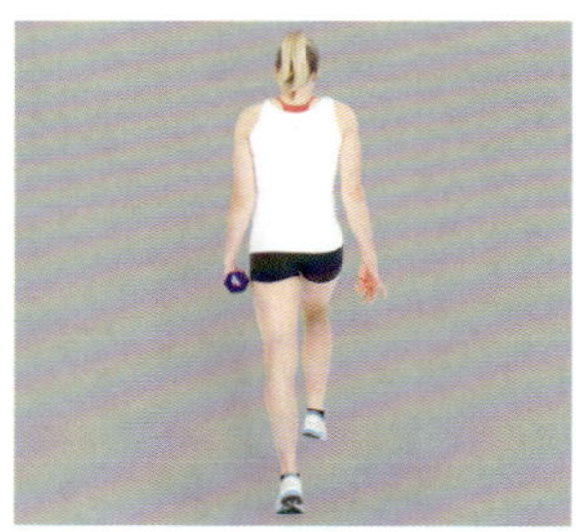

Einbeinig mit Kurzhantel (KH)

Seitheben – lateral raise

Primär trainierte Muskulatur: Abduktoren, M. deltoideus
Funktion: Abduktion (Schulter)

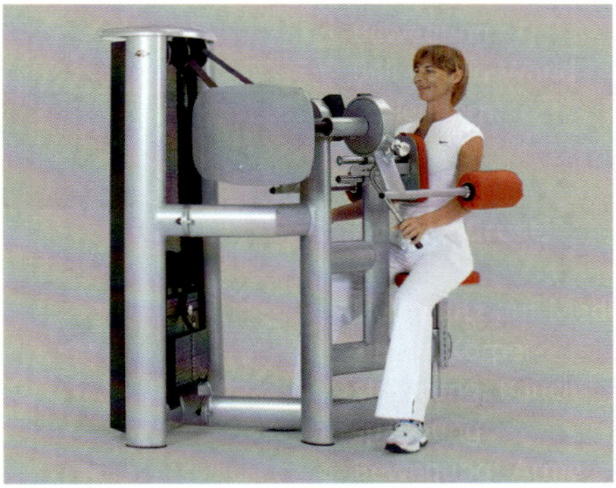

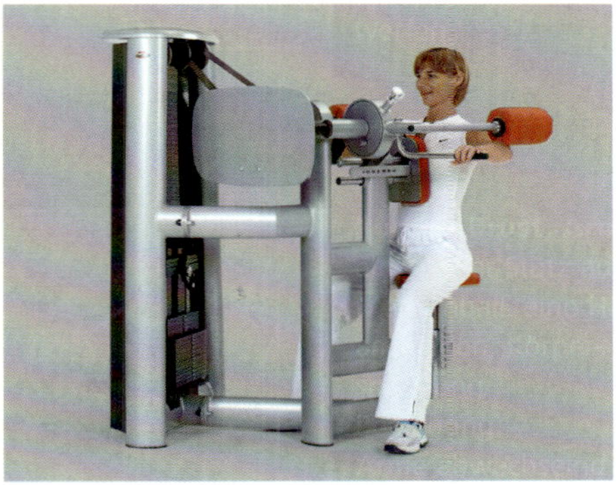

Startposition:
Ellbogen leicht vom Körper abduziert

Wichtige Technikmerkmale:
- Drehachse leicht unter Schulterhöhe
- Aufrechter Sitz
- Schultern tief

Häufige Fehler:
- Rundrückenbildung
- Sitzhöhe falsch
- Arme direkt am Rumpf
  -> Spannungsverlust

Endposition:
Ellbogen in Schulterhöhe

Wichtige Technikmerkmale:
- Aufrechter Sitz
- Bauchnabel nach innen ziehen
- Schulterblätter fixieren

Häufige Fehler:
- Ellbogen über 90° Elevation
- Rundrückenbildung
- Sitzhöhe falsch

Übungsvariationen:

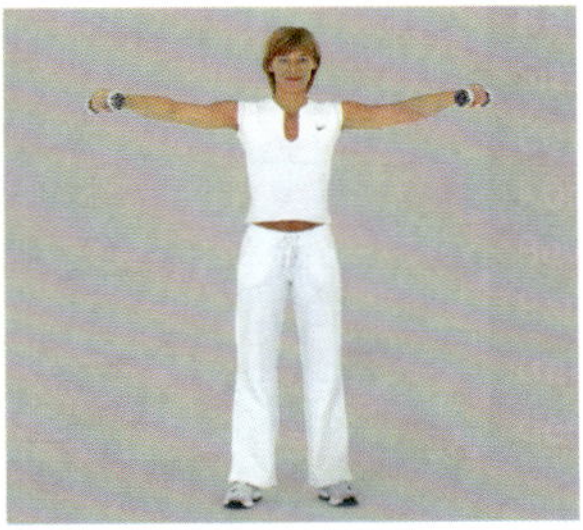

Seitheben KH

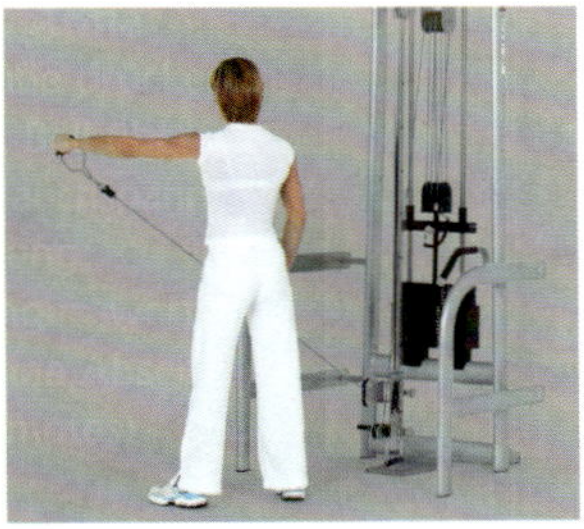

Seitheben Seilzug

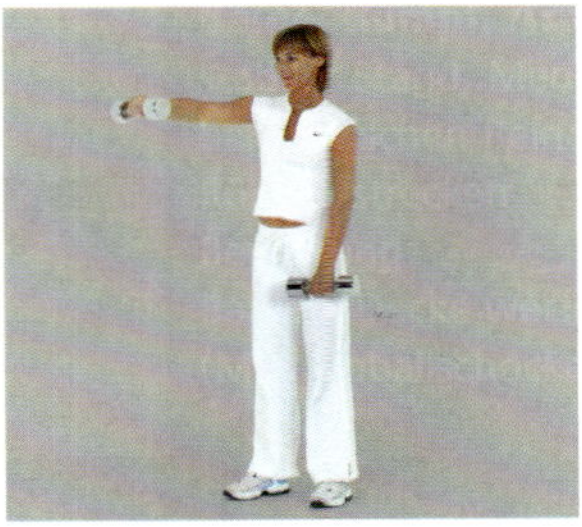

Frontheben KH

Bauchmaschine – abdominal machine

Primär trainierte Muskulatur: Rectus abdominis, Obliquus externus abdominis, Obliquus internus abdominis, Iliopsoas, Rectus femoris
Funktion: Flexion (Wirbelsäule), Flexion (Hüfte)

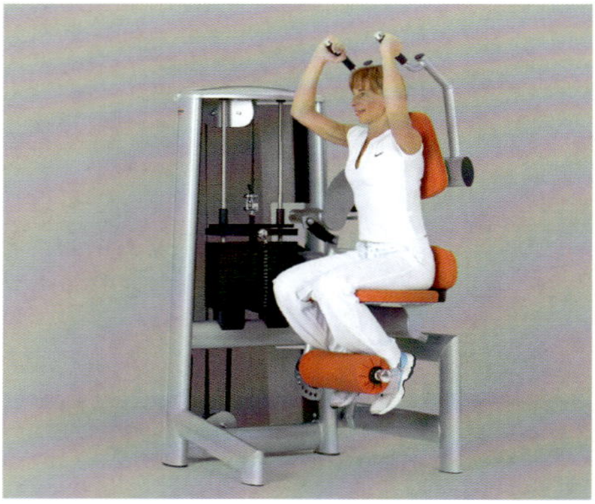

Startposition:
Körper am Polster fixiert

Wichtige Technikmerkmale:
- Kopf in Verlängerung zur Wirbelsäule
- Hände und Füße fixiert
- Rücken am Polster

Häufige Fehler:
- Kopf neigt nach vorne
- Absetzen des Gewichts
- Pressatmung

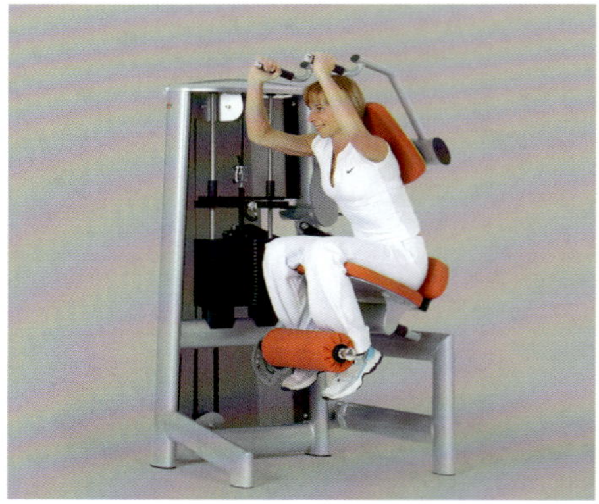

Endposition:
Ellbogen ziehen zum Knie

Wichtige Technikmerkmale:
- Kopf in Verlängerung zur Wirbelsäule
- Rücken bleibt am Polster fixiert
- Ausatmen

Häufige Fehler:
- Rücken löst sich vom Polster
- zu weite Beugung
- Pressatmung

Übungsvariationen:

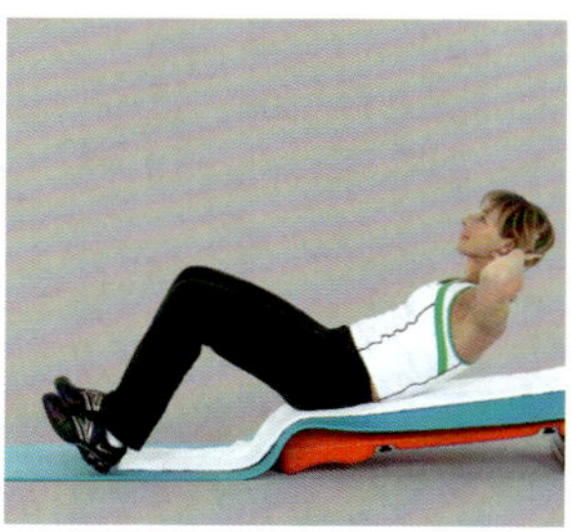

Crunch

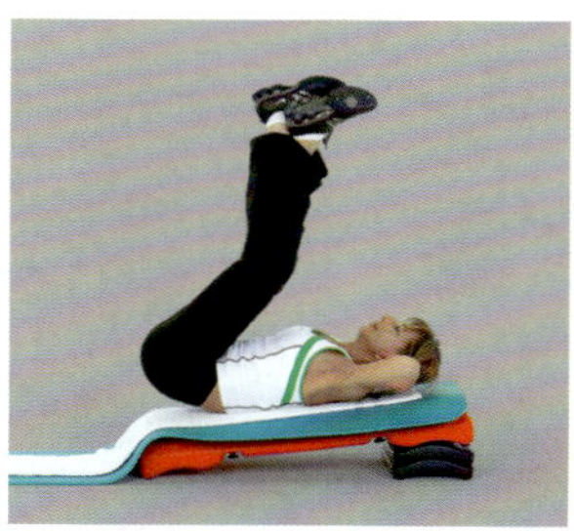

Reverse Crunch

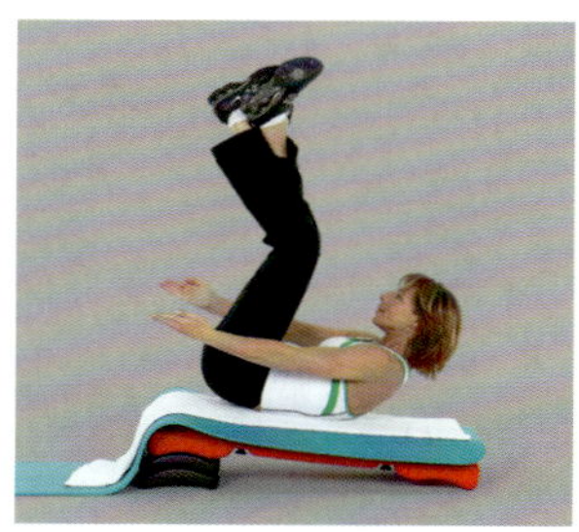

Total Crunch

Bauchbrett – abdominal crunch

Primär trainierte Muskulatur: Rectus abdominis, Obliquus externus abdominis, Obliquus internus abdominis
Funktion: Flexion (Wirbelsäule)

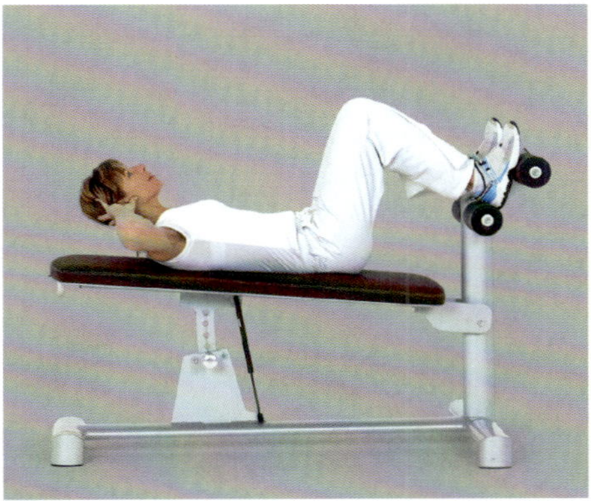

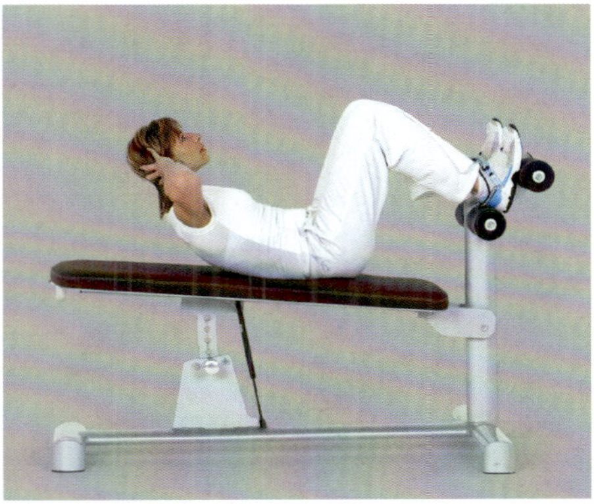

Startposition:
Rücken liegt komplett auf

Wichtige Technikmerkmale:
- Kopf in Verlängerung zur Wirbelsäule
- Ellbogen zeigen nach aussen
- Knie und Hüfte gebeugt

Häufige Fehler:
- Einklemmen der Füße
- Verwendung zu großer Lordosekissen
- Pressatmung

Endposition:
Rumpf einrollen – Schulterblätter abheben

Wichtige Technikmerkmale:
- Blick schräg zur Decke
- Ausatmen
- unterer Rücken bleibt fixiert

Häufige Fehler:
- Kinn zur Brust
- Hände ziehen am Kopf
- Abheben des gesamten Oberkörpers

Übungsvariationen:

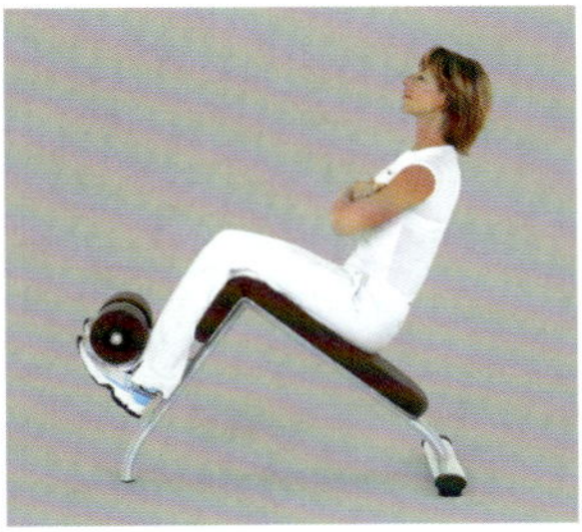

Sit-up

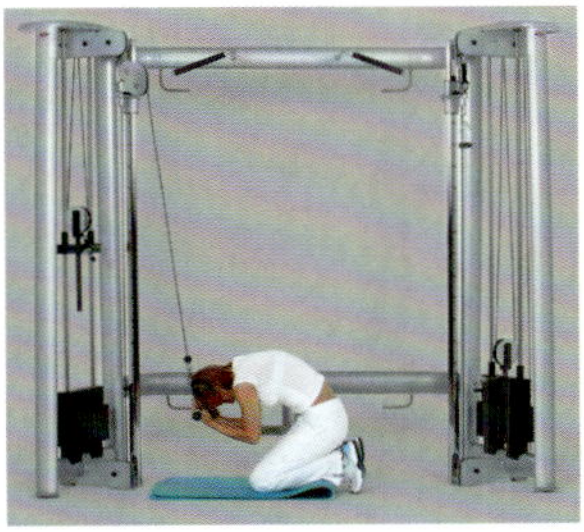

Crunch am Seilzug

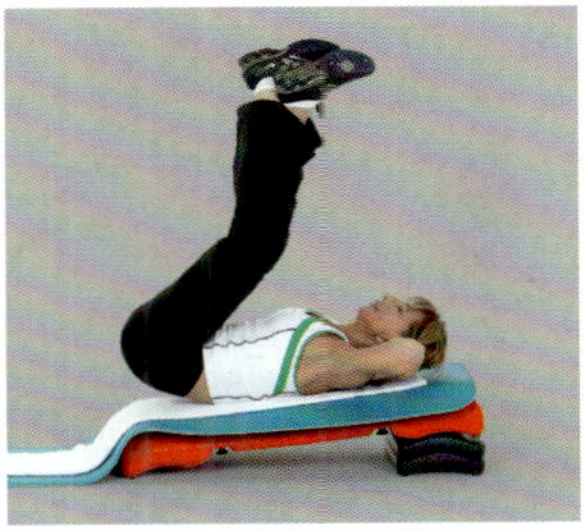

Beinheben

Rückenstrecker – hyper extension

Primär trainierte Muskulatur: Erector spinae, Glutaeus maximus, Ischiocrurale
Funktion: Extension (Hüftgelenk), Extension (Wirbelsäule)

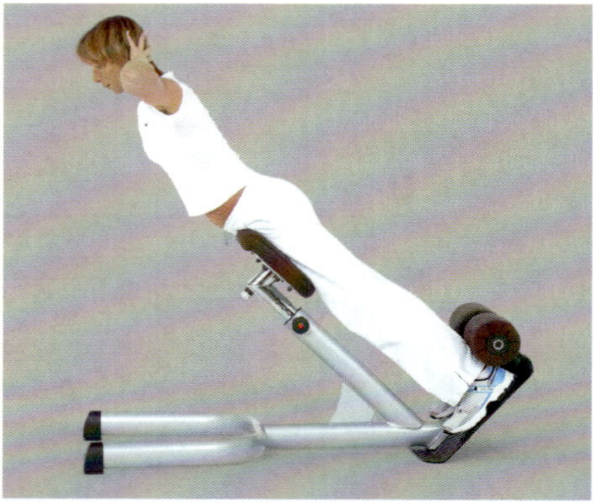

Startposition:
Hüfte gestreckt

Wichtige Technikmerkmale:
- Ellbogen zeigen nach außen
- Becken fixiert
- Kopf in Verlängerung zur Wirbelsäule

Häufige Fehler:
- Rücken überstreckt
- Nutzung von Zusatzgewichten
- Becken frei beweglich

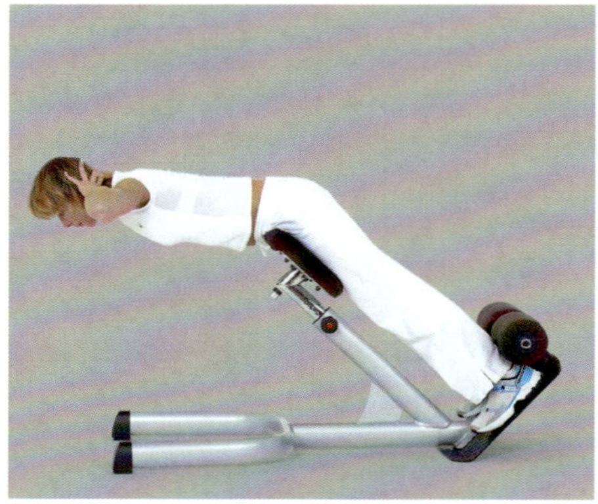

Endposition:
Hüfte ca. 45° gebeugt

Wichtige Technikmerkmale:
- Wirbelsäule gestreckt
- Becken bleibt fixiert
- kontrollierte Bewegung

Häufige Fehler:
- zu tiefes Absinken
- Becken dreht mit
- Nutzung von Zusatzgewicht

Übungsvariationen:

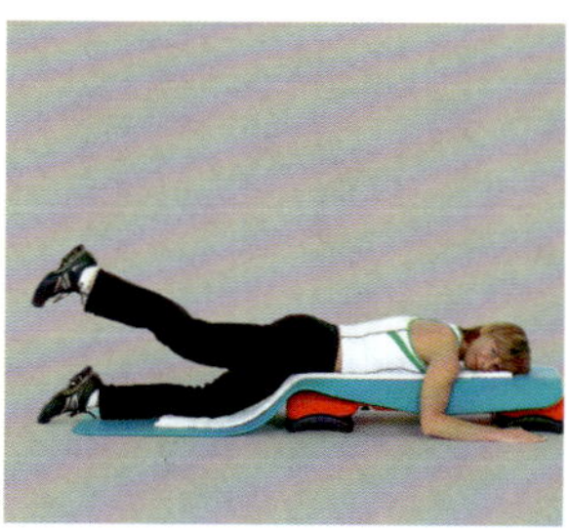

Beinrückheben

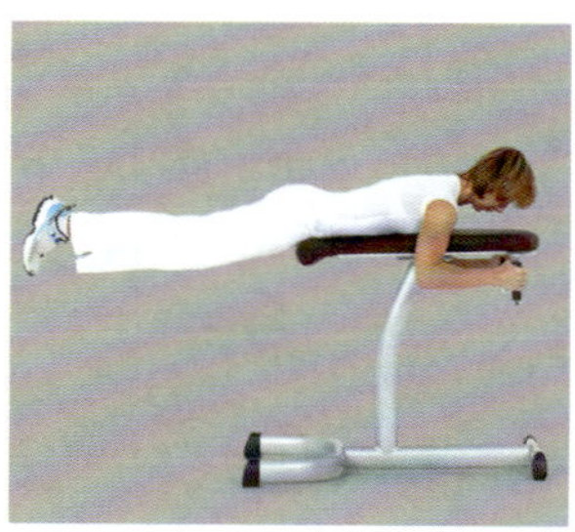

Beinstrecken

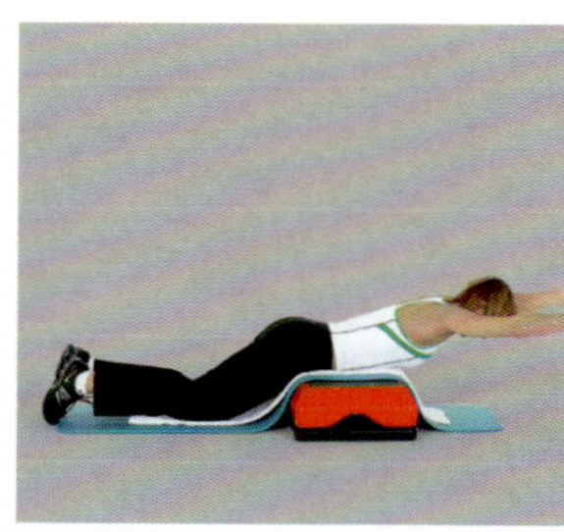

Armvorheben

Rotationsmaschine – twister

Primär trainierte Muskulatur: Obliquus externus abdominis, Obliquus internus abdominis, Erector Spinae
Funktion: Rotation (Wirbelsäule)

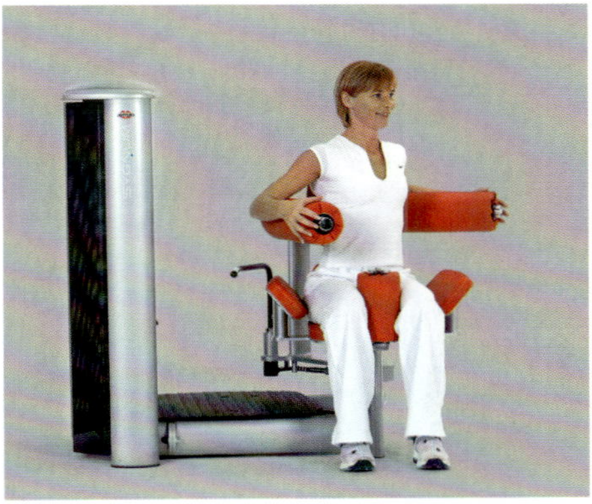

Startposition:
Oberkörper in Rotationsstellung

Wichtige Technikmerkmale:
- Aufrechter Sitz
- Rücken am Polster fixiert
- Beine stabilisieren den Körper

Häufige Fehler:
- zu starke Rotation (>45°)
- Rundrückenbildung
- Absetzen des Gewichts

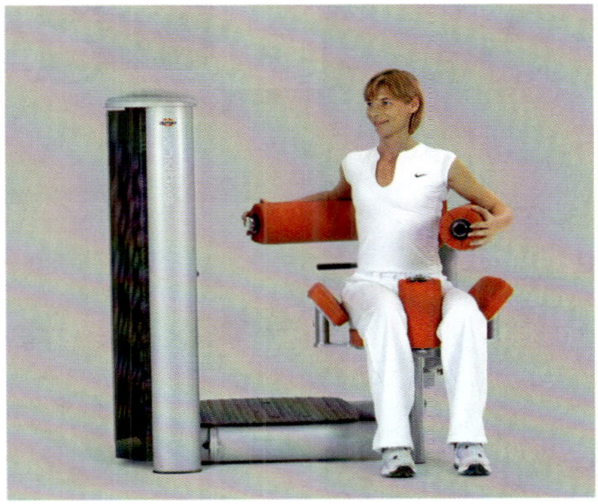

Endposition:
Oberkörper in Gegenrichtung rotiert

Wichtige Technikmerkmale:
- Aufrechter Sitz
- Rücken fixiert
- angenehmer Bewegungsradius

Häufige Fehler:
- zu starke Rotation (>45°)
- Rundrückenbildung
- schwunghafte Bewegung

Übungsvariationen:

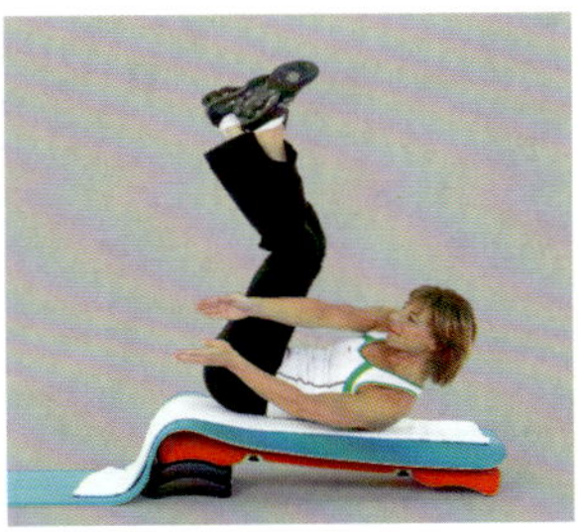

Twisted crunch

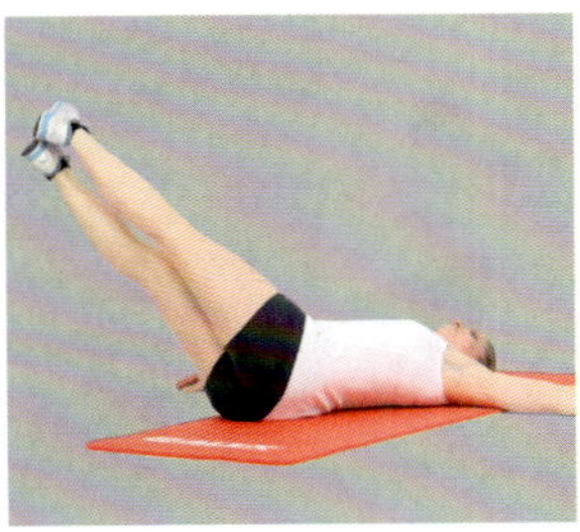

Beinpendel

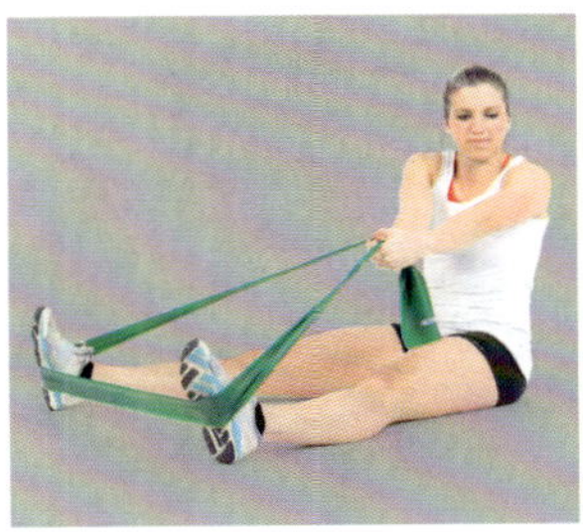

Rotation mit Theraband

Hüftpendel – multi hip

Primär trainierte Muskulatur: Glutaeus maximus / Funktion: Extension (Hüftgelenk)

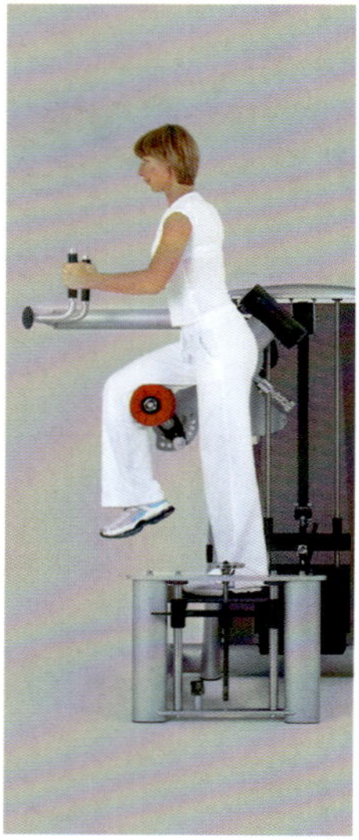

Startposition:
Oberschenkel leicht in Vorspannung

Wichtige Technikmerkmale:
- Drehachse in Höhe Trochanter M.
- Rumpf aktiv stabilisieren
- Lendenwirbelsäule fixiert

Häufige Fehler:
- falsche Höhen einstellung
- Rundrückenbildung
- Rumpf instabil

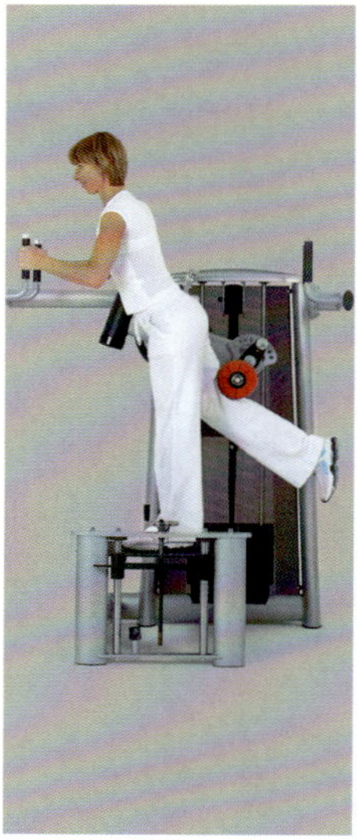

Endposition:
Oberschenkel nach hinten führen

Wichtige Technikmerkmale:
- Lendenwirbelsäule fixiert
- Rumpf aktiv stabilisieren
- Standbein leicht gebeugt

Häufige Fehler:
- Überstreckung der Lendenwirbelsäule
- Ausweichen des Beckens
- Rumpf instabil

Primär trainierte Muskulatur: Iliopsoas / Funktion: Flexion (Hüftgelenk)

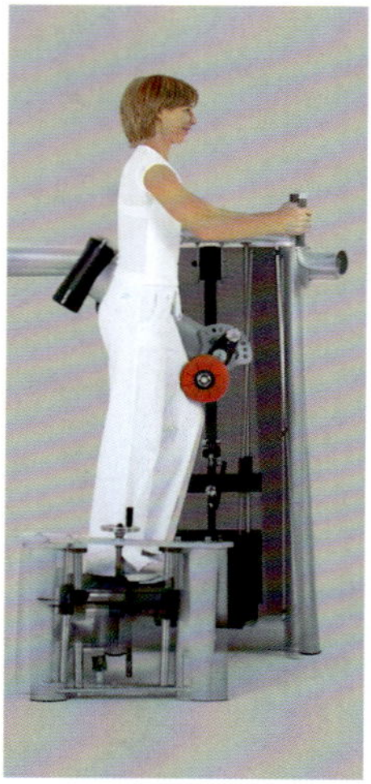

Startposition:
Oberschenkel in Vorspannung

Wichtige Technikmerkmale:
- Drehachse in Hüftgelenkhöhe
- Rumpf aktiv stabilisieren
- Lendenwirbelsäule fixiert

Häufige Fehler:
- falsche Höheneinstellung
- Rundrückenbildung
- Becken instabil

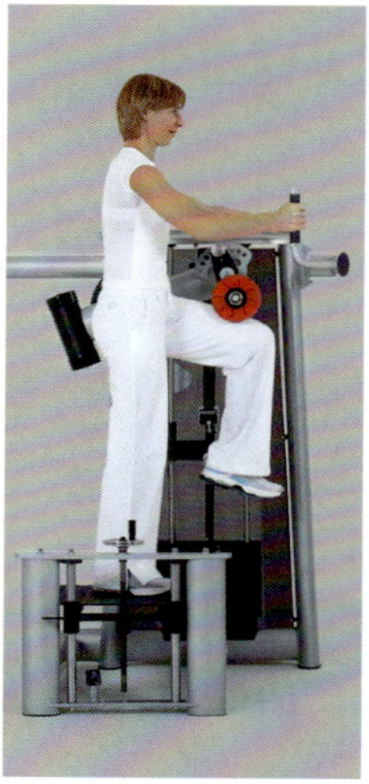

Endposition:
Oberschenkel nach vorne führen

Wichtige Technikmerkmale:
- Lendenwirbelsäule fixiert
- Rumpf aktiv stabilisieren
- Standbein leicht gebeugt

Häufige Fehler:
- zu tiefes Absinken
- falsches Gewicht
- Blick nach unten

Klimmzug (1) / Dips (2) Unterstützungsmaschine – assisted chin (1)/dip (2)

1. **Primär trainierte Muskulatur:** Latissimus dorsi, Rhomboidei, Biceps brachii
Funktion: Flexion (Ellenbogengelenk), Bewegung des Körpers zum fixierten Arm

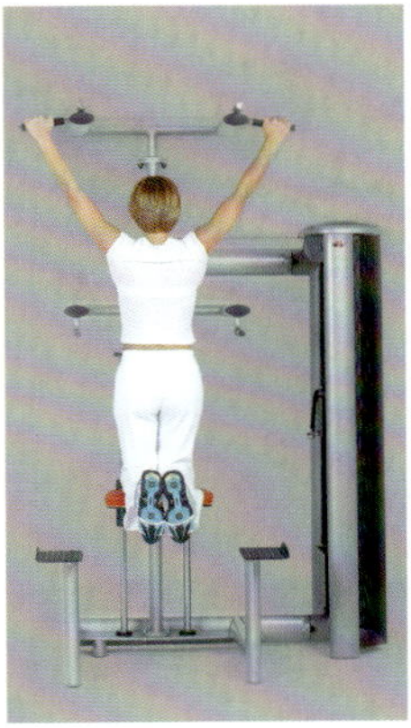

Startposition:
Arme leicht gebeugt

Wichtige Technikmerkmale:
- adäquates Gewicht wählen
- Blick nach vorn
- Schultern tief

Häufige Fehler:
- Aushängen
- falsches Gewicht
- Arme gestreckt

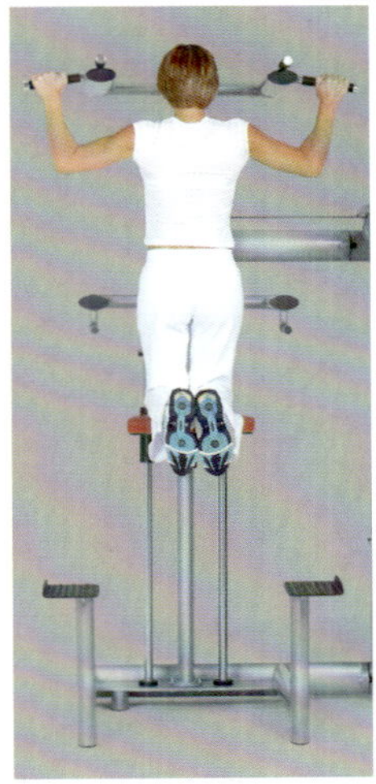

Endposition:
Körper hochziehen

Wichtige Technikmerkmale:
- adäquates Gewicht wählen
- Blick nach vorn
- Brustbein vorschieben

Häufige Fehler:
- Rundrückenbildung
- falsches Gewicht
- Blick zur Decke

2. **Primär trainierte Muskulatur:** Pectoralis major, Deltoideus, Triceps brachii
Funktion: Extension (Ellenbogengelenk), Anteversion (Schultergelenk)

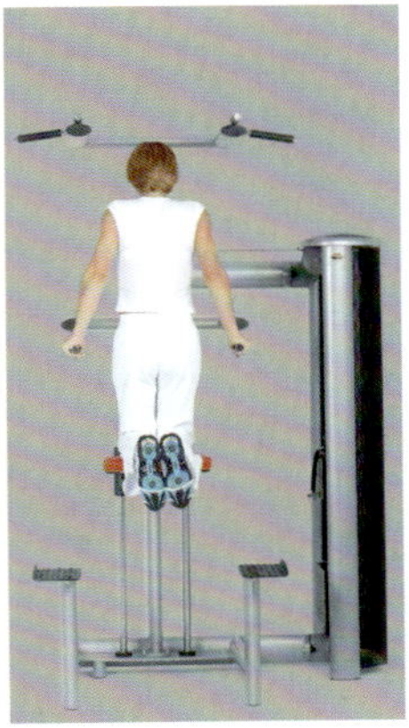

Startposition:
Arme leicht gebeugt

Wichtige Technikmerkmale:
- adäquates Gewicht wählen
- Blick nach vorn
- Schultern tief

Häufige Fehler:
- Schultern hängen durch
- falsches Gewicht
- Arme überstreckt

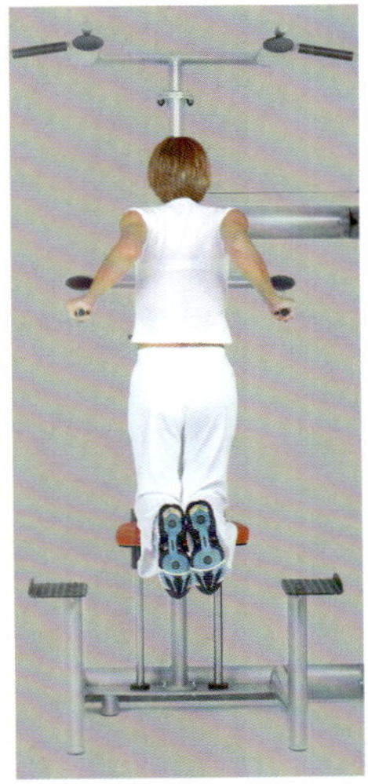

Endposition:
Ellbogen auf Schulterhöhe

Wichtige Technikmerkmale:
- adäquates Gewicht wählen
- Blick nach vorn
- angenehme Amplitude

Häufige Fehler:
- zu tiefes Absinken
- falsches Gewicht
- Blick nach unten

Butterfly – butterfly

Primär trainierte Muskulatur: Pectoralis major, Deltoideus (bes. pars clavicularis)
Funktion: Adduktion (Schultergelenk), Anteversion (Schultergelenk)

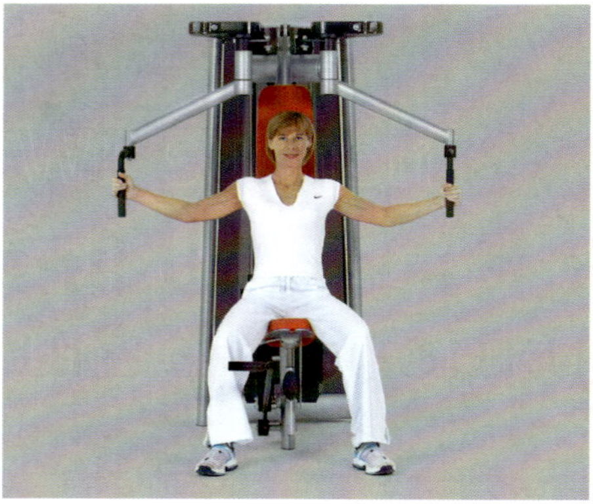

Startposition:
Arme leicht gebeugt schultertief

Wichtige Technikmerkmale:
- Aufrechter Sitz
- Rücken fixiert
- angenehmer Bewegungsradius

Häufige Fehler:
- Arme hinter Schultertiefe
- Ellbogen nach unten rotiert
- Hohlkreuzbildung

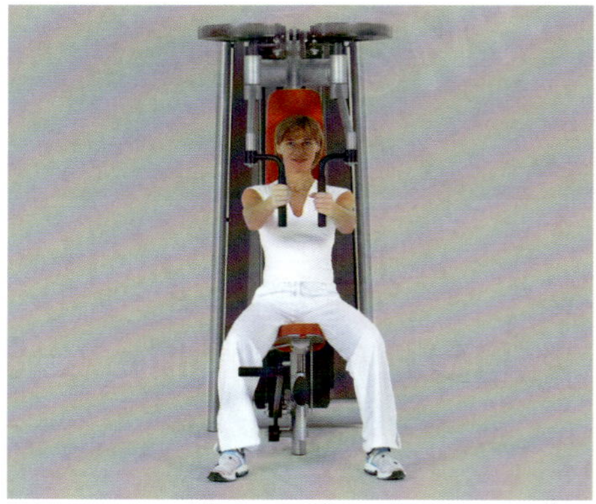

Endposition:
Arme vor dem Körper zusammenführen

Wichtige Technikmerkmale:
- Aufrechter Sitz
- Halswirbelsäule fixiert
- Schultern tief und hinten

Häufige Fehler:
- Rundrückenbildung
- Halswirbelsäule löst sich vom Polster
- Schulterhochstand

Übungsvariationen:

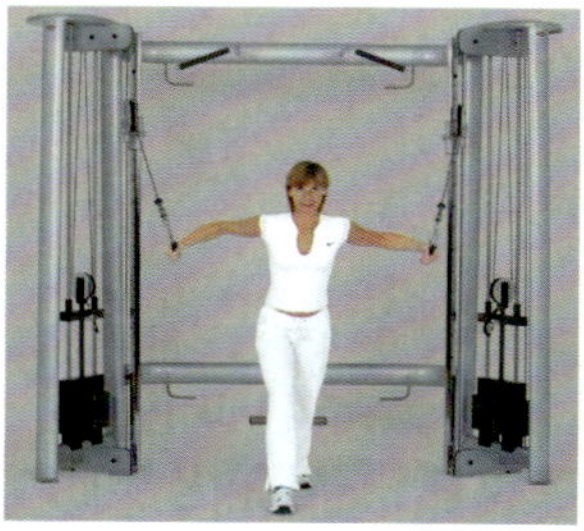

Cabelcross

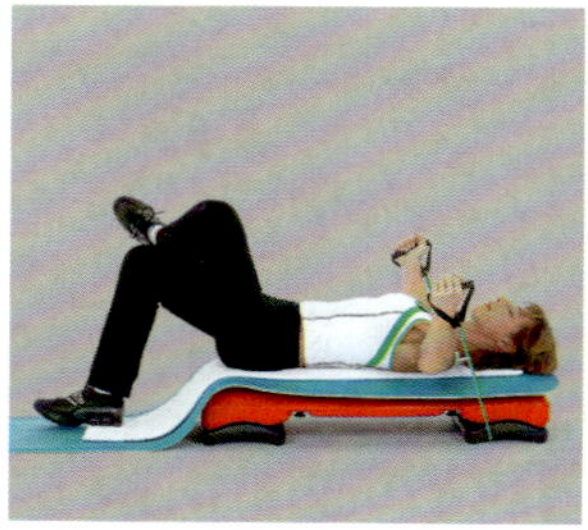

Flys mit Theraband

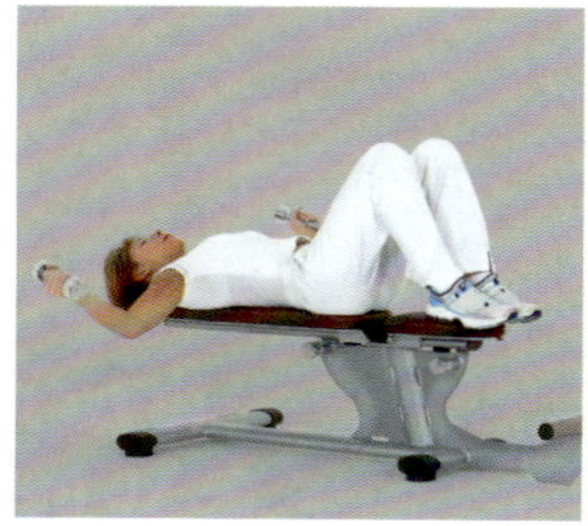

Flys mit KH

Reverse Butterfly – reverse butterfly

Primär trainierte Muskulatur: Deltoideus (bes. pars spinalis), Trapezius (bes. pars transversus), Rhomboidei
Funktion: Mischbewegung aus Retroversion und Abduktion (Schultergelenk)

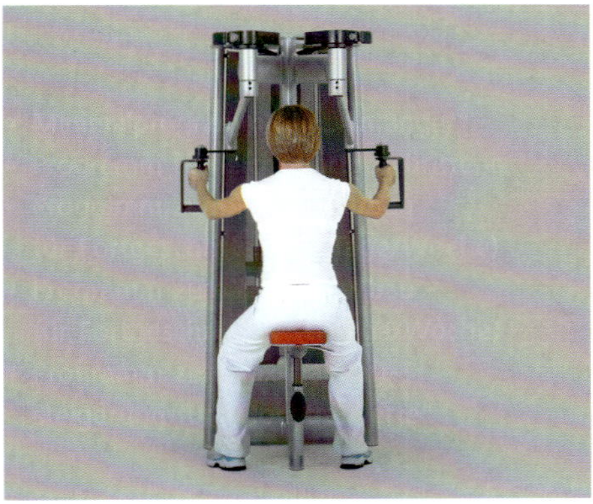

Startposition:
Arme leicht gebeugt in Vorhalte

Wichtige Technikmerkmale:
- Aufrechter Sitz
- Brust am Polster fixieren
- Schultern tief

Häufige Fehler:
- Schulterblätter instabil
- Rundrückenbildung
- Schulterhochstand

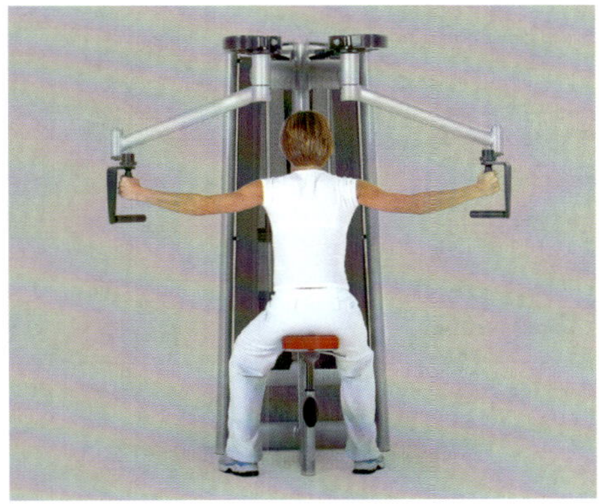

Endposition:
Arme nach hinten führen

Wichtige Technikmerkmale:
- Aufrechter Sitz
- Brust bleibt am Polster
- Schulterblätter nach hinten zusammenziehen

Häufige Fehler:
- Rundrückenbildung
- Brust löst sich vom Polster
- mangelnde Schulterblattbewegung

Übungsvariationen:

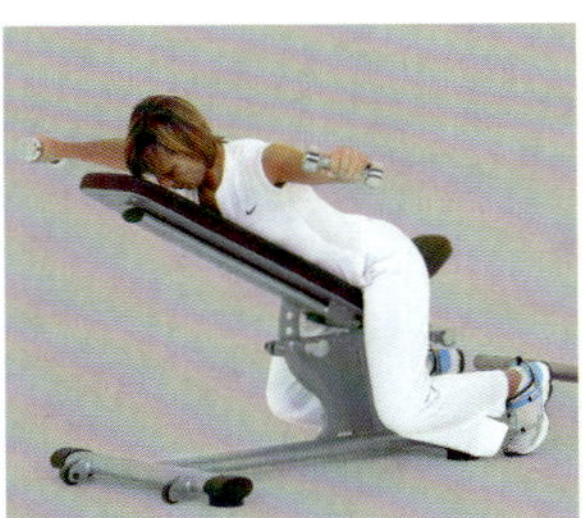

Reverse Flys KH

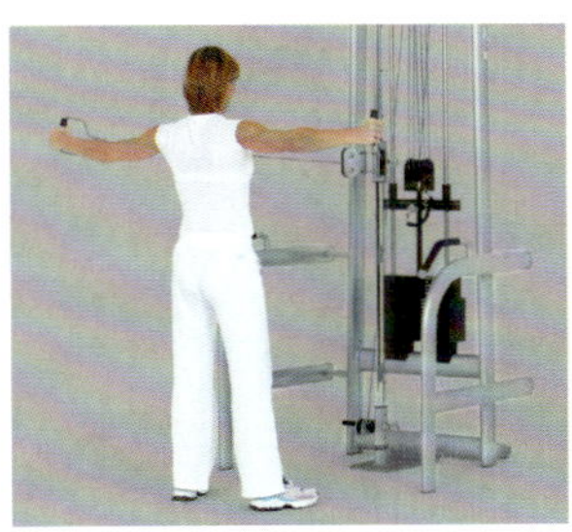

Reverse Flys Seilzug

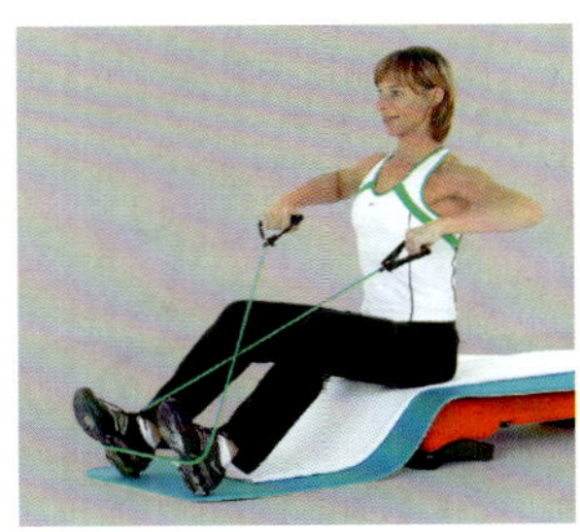

Reverse Flys Tube

7.3 Trainingsvariationen ohne stationäre Geräte

7.3.1 Krafttraining mit der Langhantel

Die Langhantel ist besonders bei fortgeschrittenen Kraftsportlern sehr beliebt und kann ebenso wie die Kurzhantel sehr vielfältig eingesetzt werden. Klassische Übungen wie Kniebeugen, Kreuzheben oder Bankdrücken (siehe Kapitel „die drei Grundübungen") sind ein fester Bestandteil eines jeden leistungsorientierten Krafttrainings. Allerdings können mit der Langhantel noch viele weitere Übungen ausgeführt werden. Dies ermöglicht ein Krafttraining für den gesamten Körper. Bei der Verwendung von Langhanteln muss ähnlich wie bei der Kurzhantel das Eigengewicht der Stange berücksichtigt werden. Die meisten Übungen können sowohl im stabilen Stand als auch im aufrechten Sitz ausgeführt werden. Für Übungen in liegender Position sollte eine Bank als Unterlage genutzt werden, die dem Körper eine großflächige stabile Auflage ermöglicht. Die Bewegung hoher Lasten mit der Langhantel bedarf einer gründlichen Vorbereitung. Neben der symmetrischen Auflage der Hantelscheiben müssen die Gewichte unbedingt durch angemessene Verschlusssysteme gesichert werden. Hierzu können Federringe, Stellringe oder Schraubverschlüsse verwendet werden. Prinzipiell ist ein Krafttraining zu zweit kurzweiliger als ein Einzeltraining. Beim Langhanteltraining sollte allerdings aus Sicherheitsaspekten immer mit Partner trainiert werden. Dabei sollte sich der Partner so positionieren, dass er bei Nichtbewältigung der Last sofort Hilfestellung leisten kann. Die Langhantel kann mit opponiertem Daumen und mit nicht opponiertem Daumen gefasst werden. Bei drückenden Bewegungen, wie z.B. dem Bankdrücken, wird der Daumen gerne neben den Zeigefinger gestellt (nicht opponiert), um durch diese etwas geöffnete Haltung die Last axialer über dem Handgelenk, beziehungsweise Unterarm zu halten. Allerdings kann es dadurch zu Unfällen kommen, falls die Hantel dem Athleten aus der Hand gleitet. Mit der Positionierung des Daumens in Opposition zu den Langfingern kann die Hantel besser gegen ein Abrutschen gesichert werden. Um die Handgelenke vor einer Überstreckung zu schützen sollten die Hände durch eine Innenrotation im Schultergelenk leicht nach innen gedreht positioniert werden. Dadurch wird die Last lotgerecht über den Unterarmen bewegt.

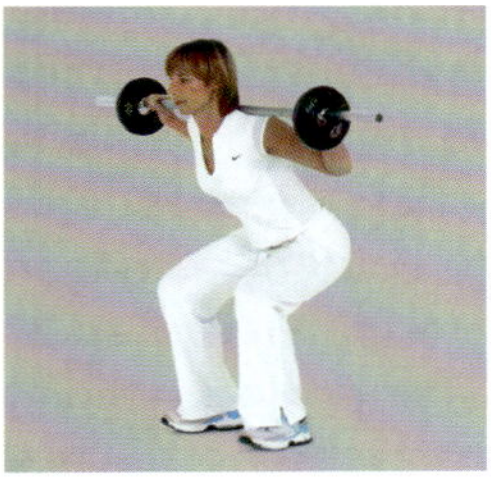

Beine & Hüfte
schulter-breiter Stand, Hantel im Nacken, Rücken gestreckt
Bewegung: Knie beugen-strecken

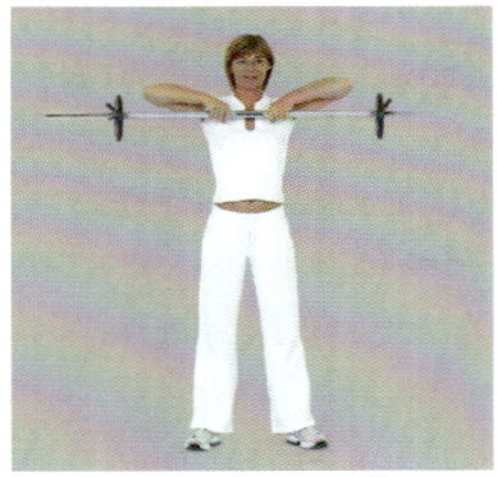

Schultern & Nacken
stabiler Stand, enger Griff, Hantel vor Körper, Ellbogen nach außen
Bewegung: Hantel hoch-tief bewegen

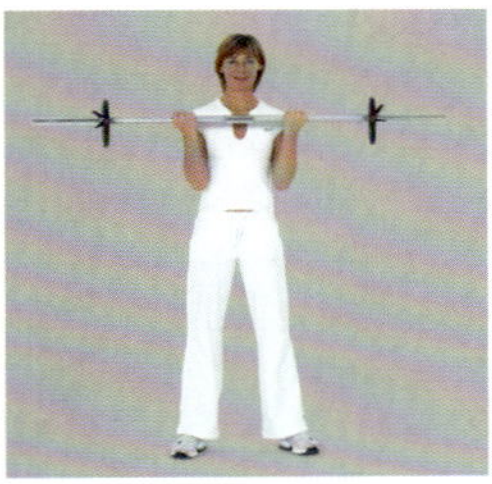

Bizeps
stabiler Stand, Oberarme am Körper gestreckt, Griff ca. schulterbreit
Bewegung: Arme beugen

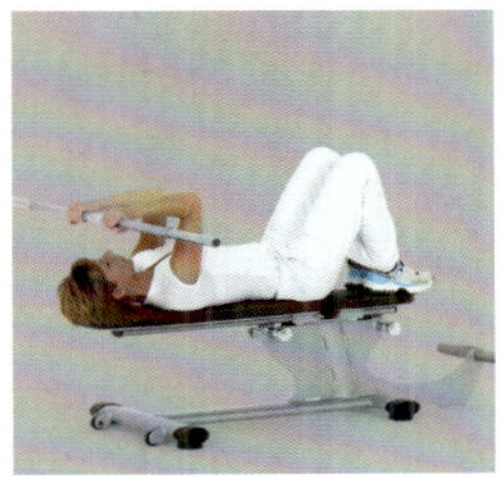

Trizeps
Rückenlage auf Bank, Oberarme zeigen zur Decke, Ellbogen fixieren
Bewegung: Arme strecken

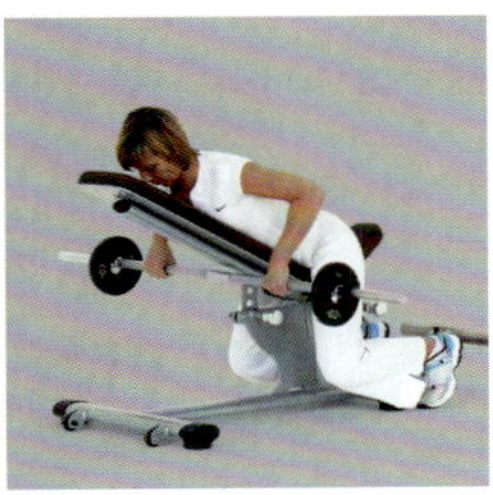

Rücken oben
Bauchlage auf schräger Bank, breiter Griff, Hantel unter der Bank
Bewegung: Hantel zum Bauch ziehen

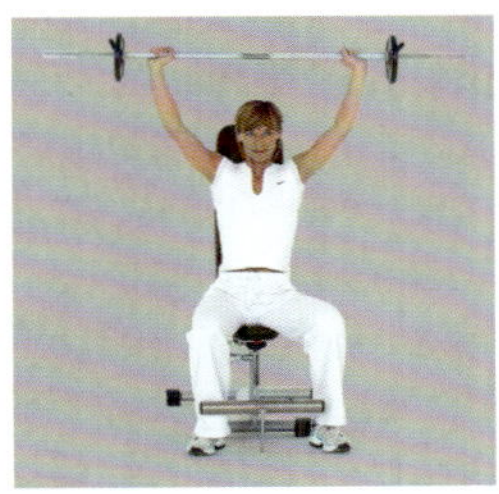

Schultern
gerader Sitz, breiter Griff, Hantel über Kopf halten
Bewegung: Arme beugen-strecken

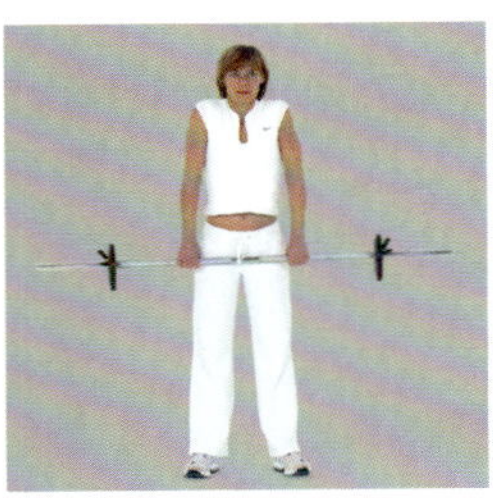

Nacken
stabiler Stand, schulterbreiter Griff, Arme lang vor Körper
Bewegung: Schultern heben

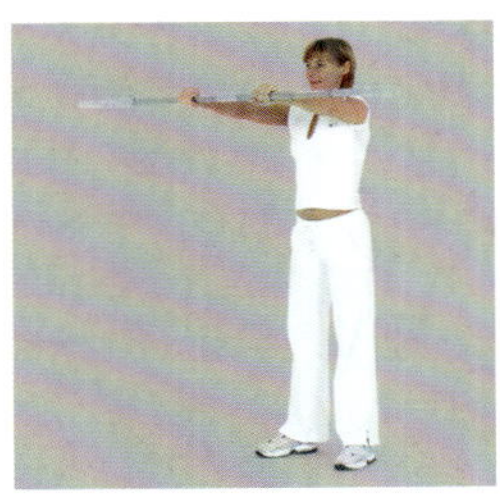

Schultern & Rücken
stabiler Stand, schulterbreiter Griff, Arme lang in Vorhalte
Bewegung: statisch halten

7.3.2 Die drei Grundübungen

Drei wichtige Übungen mit der Langhantel im Kraftsport sind Kniebeugen, Kreuzheben und Bankdrücken. Sie bilden eine eigene Disziplin mit dem Namen „Kraftdreikampf" oder auch „Powerlifting".

Die Kniebeuge

Die Kniebeuge ist eine gute „Allround-Übung", da sehr viele Muskeln gleichzeitig und dynamisch trainiert werden. Dies ist nicht nur im Sport, sondern auch im Alltag von Bedeutung. Auch „Nichtsportler" kommen im Rahmen der Musterung zum Wehrdienst oder bei der Beobachtung des eigenen Großvaters beim Frühsport in Kontakt mit dieser sehr effizienten Ganzkörperübung. Neben der Ausführung ohne Gewichte sind Kniebeugen in zahlreichen Varianten mit Gewichten möglich. Allen Varianten sind einige Merkmale gleich, die unbedingt zur Vermeidung von Überlastungen im Knie- und Hüftgelenk sowie im Bereich der Wirbelsäule beachtet werden müssen. Bei der „herkömmlichen" Kniebeuge wird ein Zusatzgewicht (meist eine Langhantel) in den Nacken gelegt und mit den Händen fixiert. Die Bewegungsamplitude wird in der Regel durch den Kniewinkel reguliert. Die höchste Kraftentwicklung der Kniestrecker liegt dabei schon in der ersten Hälfte einer kompletten Bewegungsamplitude (Abb. 116-118). Bei einer Kniebeugung von etwa 90° erreicht der Anpressdruck der Kniescheibe sein Maximum. Bei einer tieferen Beugung verändert sich die Führung der Patellasehne wodurch sich der Knieinnendruck wieder vermindert. Ein abruptes Abbrechen der Bewegung bei 90° geht mit einer hohen Scherkraftbelastung im Kniegelenk einher (Abb. 118). Die tiefe Kniebeuge an sich erzeugt geringe Druckbelastungen im Kniegelenk. Für viele Menschen ist das Verweilen in der tiefen Hockstellung eine mit geringem Kraftaufwand für lange Zeit einzunehmende Ruheposition. Andererseits kann es bei einer tiefen Kniebeuge schwierig werden, wieder in die Streckung zu gelangen, da die Muskulatur über ihre maximale Kraftentwicklungsfähigkeit hinaus gedehnt ist. Sollte

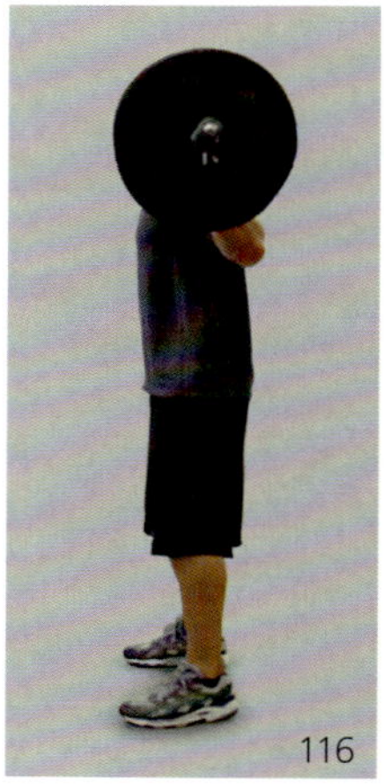
116

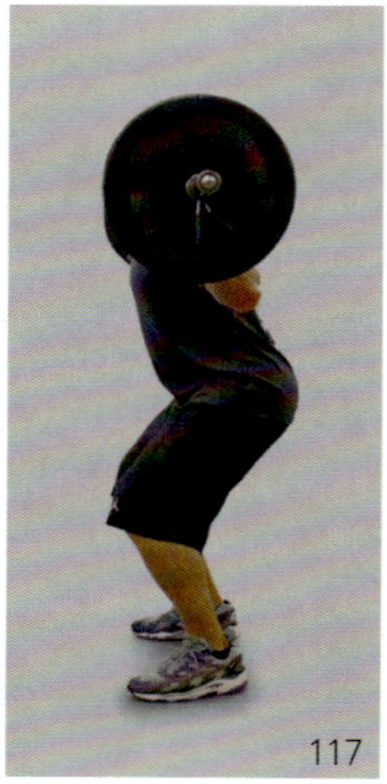
117

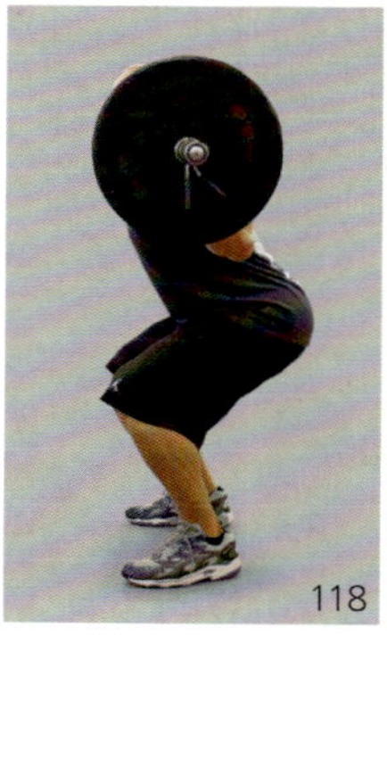
118

Abb. 116: Kniebeuge – Ausgangsposition

Abb. 117: Kniebeuge – viertel Kniebeuge

Abb. 118: Kniebeuge – halbe Kniebeuge

die tiefe Kniebeuge durchgeführt werden, ist es wichtig, dass die Durchführung technisch richtig erfolgt (Abb. 122-124).

In der Ausgangsposition (Abb. 116) werden die Beine etwas weiter als hüftbreit positioniert. Die Füße zeigen leicht nach außen. Der Kopf wird mit Blick nach vorne neutral positioniert. Mit dem kontrollierten Beugen der Knie erfolgt die Einatmung. Dabei ist die Rumpfmuskulatur angespannt, sodass der Rücken leicht im Hohlkreuz, gerade und aufrecht gehalten wird. Die Knie dürfen nicht seitlich nach innen oder außen ausweichen (Abb. 119 und 120), sondern müssen immer über den Füßen bleiben. Ebenso sollte ein Ausbrechen der Knie nach vorne aus der Frontalebene über die Fußspitzen hinweg vermieden werden. Die Last wird bis zum Umkehrpunkt kontrolliert abgebremst und anschließend durch die Knie- und Hüftstreckung in die Ausgangsposition zurück gebracht. Während des gesamten Bewegungsablaufes sollte die komplette Fußsohle Kontakt zum Boden haben.

In der Praxis sollte der Trainierende die Auswahl der Kniebeugentiefe vom Gesundheitszustand seines Knies, der individuellen Beweglichkeit in Hüft-, Knie- und Sprunggelenk sowie den Erfordernissen seiner Sportart abhängig machen. Häufige Fehlerbilder sind einfach zu erkennen (Abb. 119-121).

Das Erlernen der korrekten Kniebeuge unter Vermeidung wesentlicher Bewegungsfehler ist durch eine einfache Übungsreihe möglich. Nach dem Schaffen

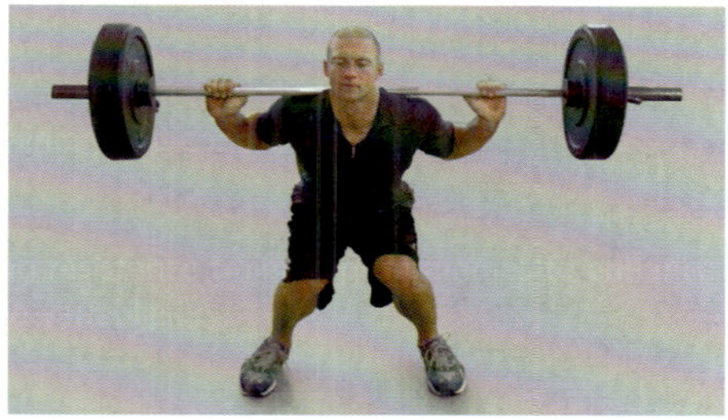

Abb. 119: Fehlerbilder – X-Bein Stellung

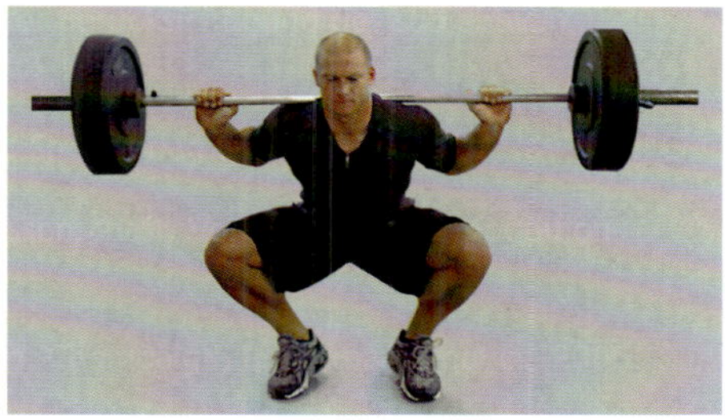

Abb. 120: Fehlerbilder – O-Bein Stellung, Fersen nicht auf dem Boden

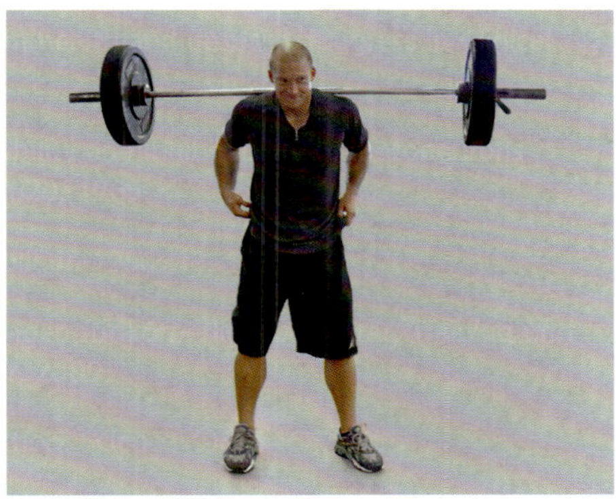

Abb. 121: Fehlerbilder – Hantel nicht fixiert

einer Bewegungsvorstellung durch Abbildungen oder vergleichbare Medien und der Erklärung der richtigen Bewegungsausführung sowie häufiger Fehler erfolgen die ersten Versuche als Partnerübung. Somit ist durch den Partner neben der Selbstbeobachtung vor einem Spiegel eine externe Bewegungskontrolle möglich. Eine hilfreiche Bewegungsvorstellung kann mit der Angabe „sich mit geradem Rücken auf einen Hocker setzen" gegeben werden. Für die ersten Versuche wird eine einfache Holzstange 30-50 cm vor dem Körper auf Höhe der Körpermitte senkrecht auf den Boden gestellt. Mit den Händen an der Stange werden nun die ersten Versuche durchgeführt, wobei jeweils einzelne wesentliche Bewegungsmerkmale (s.o.) im Fokus der Beobachtung des Übenden und seines Partners stehen. Danach wird die Stange horizontal vorlings gehalten und mit den Händen gesichert (**Frontkniebeuge**, Abb. 123). Den nächsten Schwierigkeitsgrad bildet das Weglassen der Sicherung. Die Arme werden gestreckt nach vorne gehalten. Die Vorlings-Varianten helfen besonders eine aufrechte Körperhaltung zu schulen. Die Positionierung der Hantel im Nacken verschiebt den Körperschwerpunkt nach hinten, wodurch sich eine veränderte Bewegungskoordination ergibt (**Nackenkniebeuge**, Abb. 122). Bei der schwierigsten Variante wird die Hantel über Kopf gehalten (**Reißkniebeuge**, Abb. 124), sodass der gesamte Oberkörper mittrainiert wird. Beim Beugen der Beine im Kniegelenk kann es zu einer leichten Beugung der Arme kommen. Daher muss vorab durch einige Nackendrückübungen sichergestellt werden, dass die Arme das Gewicht bewältigen können. Nach den Vorübungen mit der Holzstange kann das Gewicht erhöht werden. Zuerst jedoch lediglich mit der Langhantelstange, je nach Leistungsfähigkeit mit der 10 oder 20 kg-Stange und anschließend mit leichten Gewichten. Alle Übungen mit Last erfolgen beim Anfänger mit drei Helfern, wobei diese links und rechts neben der Stange sowie hinter dem Übenden stehen und über die Sicherungshilfe hinaus Bewegungsfehler beobachten und unmittelbar melden. Falscher Ehrgeiz ist sowohl hinsichtlich der zu bewältigenden Lasten als auch der möglichen Bewegungsumfänge zu vermeiden. Halbe oder viertel Kniebeugen stellen ebenfalls sehr gute Kräftigungsübungen dar.

Bei der Nackenkniebeuge (squat, Abb. 122) wird die Hantel im Nacken abgelegt und fixiert. Die Füße stehen in etwa schulterbreiter Position leicht nach außen rotiert. Das Becken ist gekippt und der Rücken somit aufgerichtet. Der Kopf ist nach vorne gerichtet. Die Beine werden langsam gebeugt und das Gesäß leicht nach hinten geschoben um den Rücken gerade zu halten. Die Belastung sollte auf den ganzen Fuß verteilt werden. Dabei ist ein Abheben der Fersen oder ein Aufrichten des Beckens zu vermeiden. Die Bewegungsamplitude wird nach den bereits beschriebenen Kriterien ausgewählt und sollte im Individualfall als angenehm bewertet werden. Hierbei wird die Hantel auf den vorderen Schultern abgelegt und mit den Händen fixiert.

Die Frontkniebeuge ist eine Teilbewegung des klassischen Stoßens beim Gewichtheben und zeichnet sich durch eine sehr gerade Stellung der Wirbelsäule im Raum aus. Die Rückenstreckmuskulatur

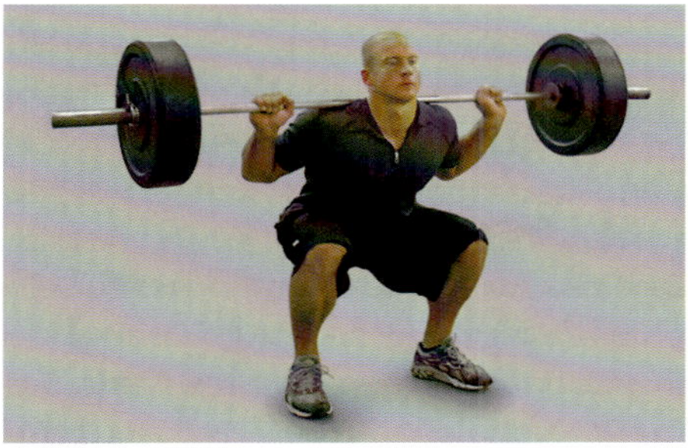

Abb. 122: Tiefe Nackenkniebeuge

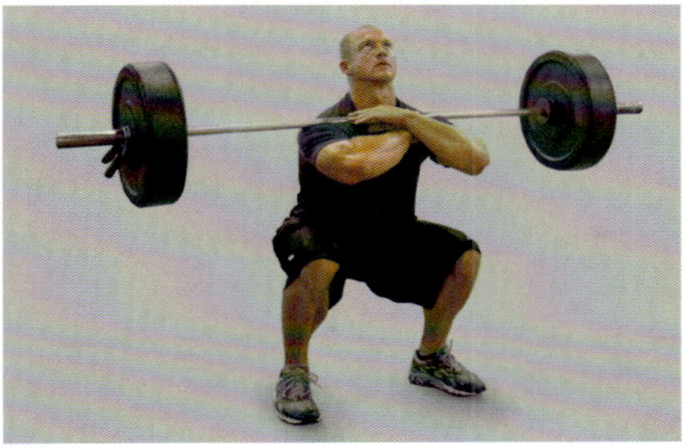

Abb. 123: Tiefe Frontkniebeuge

wird stärker gefordert, um ein Abkippen des Oberkörpers nach vorne zu verhindern. Da die Hantelauflagefläche von den jeweiligen anatomischen Vorraussetzungen abhängig ist, gilt es herauszufinden, ob die Übung angewandt werden kann oder nicht.

Bei der dem Gewichtheben entliehenen Reißkniebeuge (snatch, Abb. 124) handelt es sich um eine Kniebeugenvariante mit der Langhantel in Hochhalte. Die Hantel wird mit einem breiten Griff (Schulterbreite + Armlänge) gefasst und mit gestreckten Armen über dem Kopf balanciert. Um das Gewicht auch während der Kniebeuge über dem Kopf halten zu

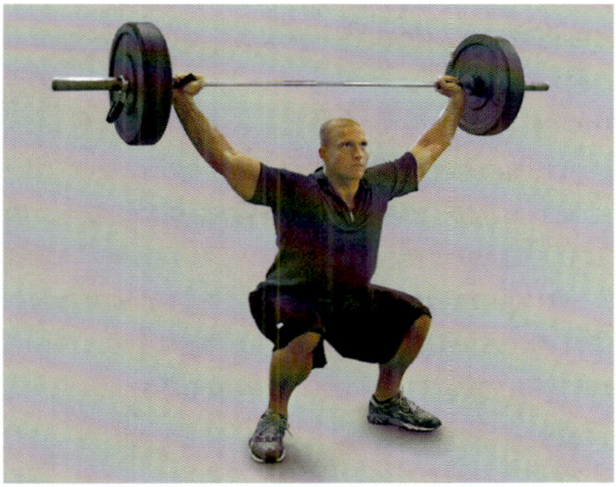

Abb. 124: Tiefe Reißkniebeuge

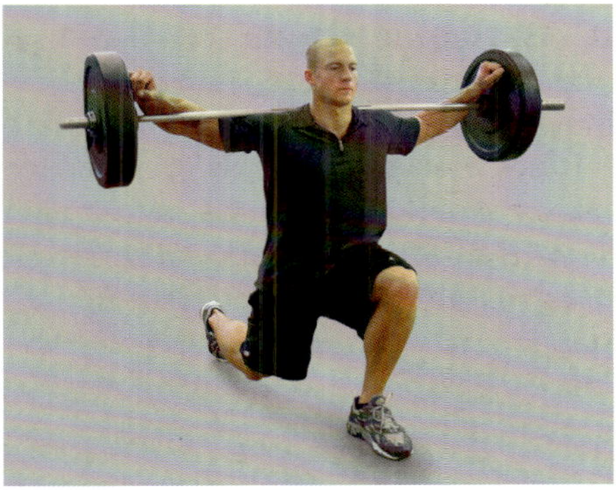

Abb. 125: Ausfallkniebeuge

können, bedarf es einer guten Beweglichkeit im Brust- und Schulterbereich und vor allem einer guten Koordination. Diese Ausführung der Kniebeuge ist sicherlich die motorisch anspruchsvollste Variante, weil sie gleichermaßen auch die Muskeln des Oberkörpers und der Arme beansprucht.

Die Ausfallkniebeuge (Lunge, Abb. 123) ist eine einseitig belastete Kniebeugenvariante, bei der ein Bein mit einem großen Schritt nach vorne und das andere Bein abstützend nach hinten gestellt wird.

Bei dieser Variante der Kniebeuge wird besonders die Streckmuskulatur des vorderen Beins gefordert, während das hintere Bein in eine mehr oder minder statische Kontraktion gebracht wird. Die Übung ist koordinativ recht anspruchsvoll und kann wahlweise auch mit einem erhöhten hinteren Bein (z.B. Auflage auf einem Kasten) durchgeführt werden.

Das Bankdrücken

Das Bankdrücken (bench press, Abb. 126) wird in Kraftsportkreisen sehr häufig praktiziert. Es dient in erster Linie dem Training der Brust-, Schulter- und Armstreckmuskulatur. Es gibt verschiedene Varianten des Bankdrückens, die gewöhnlich mit einer Langhantel auf einer stabilen Drückerbank mit unterschiedlichen Neigungen ausgeführt werden. Die Hantelstange wird in Ristgriffposition gehalten und die Griffbreite kann frei variiert werden. Um eine optimale Kraftverteilung zu erzielen, sollte die Stange so gefasst werden, dass in der tiefen Position ein rechter Winkel zwischen Ober- und Unterarm besteht. Je nach Länge der Extremitäten wird geraten, die Hantel nur soweit zum Brustkorb abzulassen, dass die Ellbogen leicht unter Schulterhöhe stehen, um den Kapsel-Band-Apparat des Schultergelenks nicht zu stark zu strapazieren. Die Hantel sollte auf keinen Fall auf dem Brustkorb schwunghaft aufgesetzt werden um die Eigenelastizität des Brustkorbes für ein „Hochfedern" der Last zu nutzen. Eine zweite häufige Verletzungsquelle ist das „Schwungholen" aus der Hohlkreuzposition. Dies wird zwar in Wettkämpfen in Kauf genommen, hat aber für den Gesundheitssport und die ursprünglichen Kräftigungsziele keinen Nutzen.

Das Bankdrücken auf einer flachen Bank ist die Standardvariante des Bankdrückens (Abb. 126). Hierbei wird primär die gesamte Brustmuskulatur, der Trizeps und die Schultermuskulatur trainiert. Die Beine können stabil am Boden positioniert werden. Um eine Hyperlordosierung (Hohlkreuzstellung) und damit oft verbundene, leichte Rückenbeschwerden zu vermeiden, kann der Trainierende die Füße etwas höher lagern (z.B. auf einem Kasten) oder respektive beide Beine mit auf die Bank stellen. Die dadurch entstehende Hüftbeugung richtet das Becken auf und fixiert die Lendenwirbelsäule

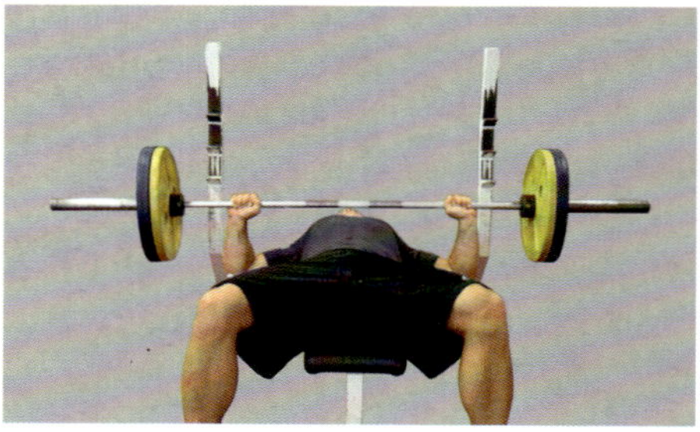

Abb. 126: Horizontales Flachbankdrücken

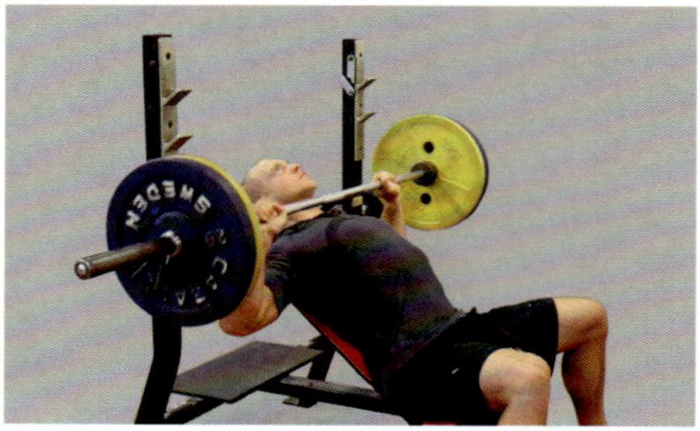

Abb. 127: Schrägbankdrücken

auf der Bank. Die Bewegungsamplitude richtet sich nach der Armlänge und dem Hubweg zum Brustkorb (siehe oben).

Schrägbankdrücken

Bei der schrägen Positionierung der Drückerbank (incline, Abb. 127) werden durch den veränderten Oberarm-Rumpf-Anteversionswinkel der obere Anteil der Brustmuskulatur (pars clavicularis) und die Schultermuskulatur stärker aktiviert.

Ein Winkel von 30° bis 45° hat sich in der Praxis als optimal für die Ansteuerung der o.g. Muskeln erwiesen. Wenn die Neigung der Bank noch steiler ist, erfolgt die Kraftentwicklung weniger über die Brust- sondern mehr über die Schultermuskulatur. Auch beim Incline sollten die Ellbogen knapp bis auf Schulterhöhe abgesenkt werden.

Negativbankdrücken

Bei Tieflagerung der Bank spricht man vom Negativbankdrücken (decline, Abb. 128). Die Winkelstellung der Bank sollte im Vergleich zum Schrägbankdrücken jedoch deutlich geringer ausfallen (-10° bis-20°), um die stabile Lage auf der Bank

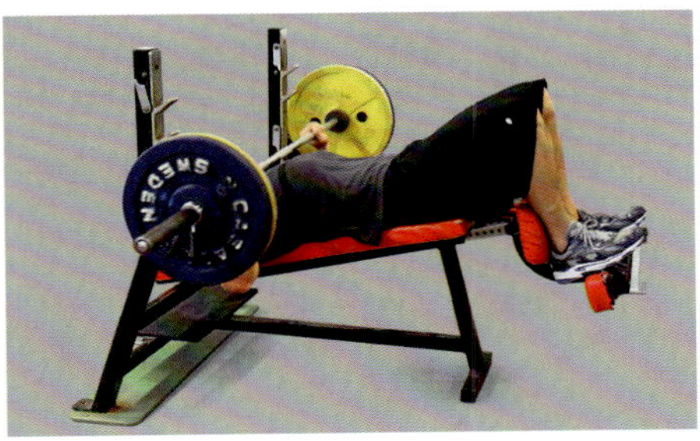

Abb. 128: Negativbankdrücken

nicht zu gefährden. Ob beim Negativbankdrücken speziell die untere Brustmuskulatur (pars abdominalis) trainiert wird, ist nicht ganz geklärt. Sicher ist, dass alle drei Varianten des Bankdrückens die gesamte Brustmuskulatur ansprechen und adäquat fordert. Bei Unverträglichkeit einer Variante stellen die anderen Trainingsmöglichkeiten gute Alternativen dar.

Kreuzheben

Unter Kreuzheben (deadlift, Abb. 129, 130, 131) versteht man eine Kraftübung, die der ersten Hubphase des klassischen Gewichthebens entstammt. Hierbei wird eine Langhantelstange mit einem speziellen Griff gehoben. Etwa schulterbreit greift der Trainierende mit einer Hand im Ristgriff und einer Hand im Kammgriff die Hantel, um ein Herausdrehen der Hantel aus den Händen zu vermeiden und so seine Griffkraft (diese ist meist der limitierende Faktor) zu erhöhen. Diese Übung ist aufgrund Ihrer „alltagsnahen" Funktionalität für viele Sportarten, aber besonders für die Anwendung beim „schweren Heben" von großem Nutzen. Da bei dieser Übung dem Trainierenden eine biomechanisch optimierte Hebeform beigebracht wird, wird sie mittlerweile auch in der Therapie bei Rückenbeschwerden erfolgreich eingesetzt.

Der Trainierende sollte zum Auftakt so nah wie möglich an die Hantel herangehen und mit einem etwa schulterbreiten Griff fassen. Das Becken sollte maximal gekippt sein und die Wirbelsäule dadurch gestreckt werden. Die Arme sind lang und die Schultern tief gestellt. Der

Blick ist nach vorne gerichtet und die Füße stehen fest auf dem Boden (Abb. 129). Wenn der Trainierende nicht in der Lage ist, diese Position einzunehmen, könnte es eventuell an einem Beweglichkeitsdefizit liegen. In diesem Fall bietet es sich an, die Hantel zunächst von einer etwas erhöhten Plattform zu heben und nach und nach die Beweglichkeit zu verbessern.

Wenn der Trainierende die Hantel anhebt (Zugphase, Abb. 130), ist es sehr wichtig, auf die Streckstellung der Wirbelsäule zu achten, da man häufig dazu neigt, den Rücken eher rund zu machen (Abb.132). Der somit häufigste Fehler ist das Abrunden der Wirbelsäule und die damit verbundene extreme Belastung der passiven Strukturen der Wirbelsäule.

Bei der korrekten Bewegungsausführung sollte die Hantel kontrolliert so nah wie möglich am Bein entlang nach oben gehoben werden und das Knie möglichst ohne Berührung passieren. Eine nahezu synchrone Streckung der Knie- und Hüftgelenke ist anzustreben. Nach der Kniepassage kann der Trainierende die Hubgeschwindigkeit noch etwas erhöhen, da die vergrößerten Knie- und Hüftwinkel jetzt eine größere Kraftentfaltung zulassen.

In der Endposition steht der Trainierende möglichst lotrecht mit der Hantel im Raum. Die Beine können nun gestreckt werden (Wettkampfregeln des Kraftdreikampfs) oder weiterhin leicht gebeugt bleiben, um die Muskelspannung in Bein- und Hüftmuskulatur aufrecht zu erhalten (Abb.131).

Anschließend kann die Bewegung umgekehrt werden und so mehrere Wiederholungen der Übung ausgeführt werden. Eine Fortsetzung der Übung im Sinne des klassischen Gewichthebens wäre mit einer schnelleren Bewegung und einem weiteren Hochziehen der Hantel durch Schulter- und Armmuskulatur verbunden. Dieses sollte jedoch Könnern überlassen werden.

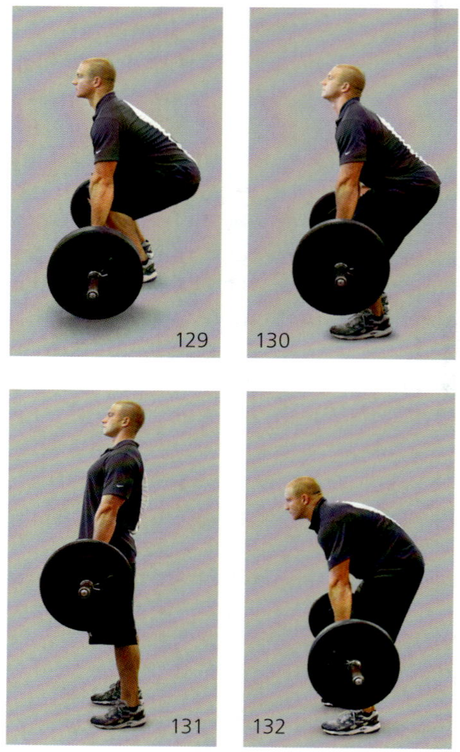

Abb. 129: Startposition – Kreuzheben

Abb. 130: Zugphase – Kreuzheben.

Abb. 131: Endposition – Kreuzheben

Abb. 132: Fehlerbild
Kreuzheben – runder Rücken

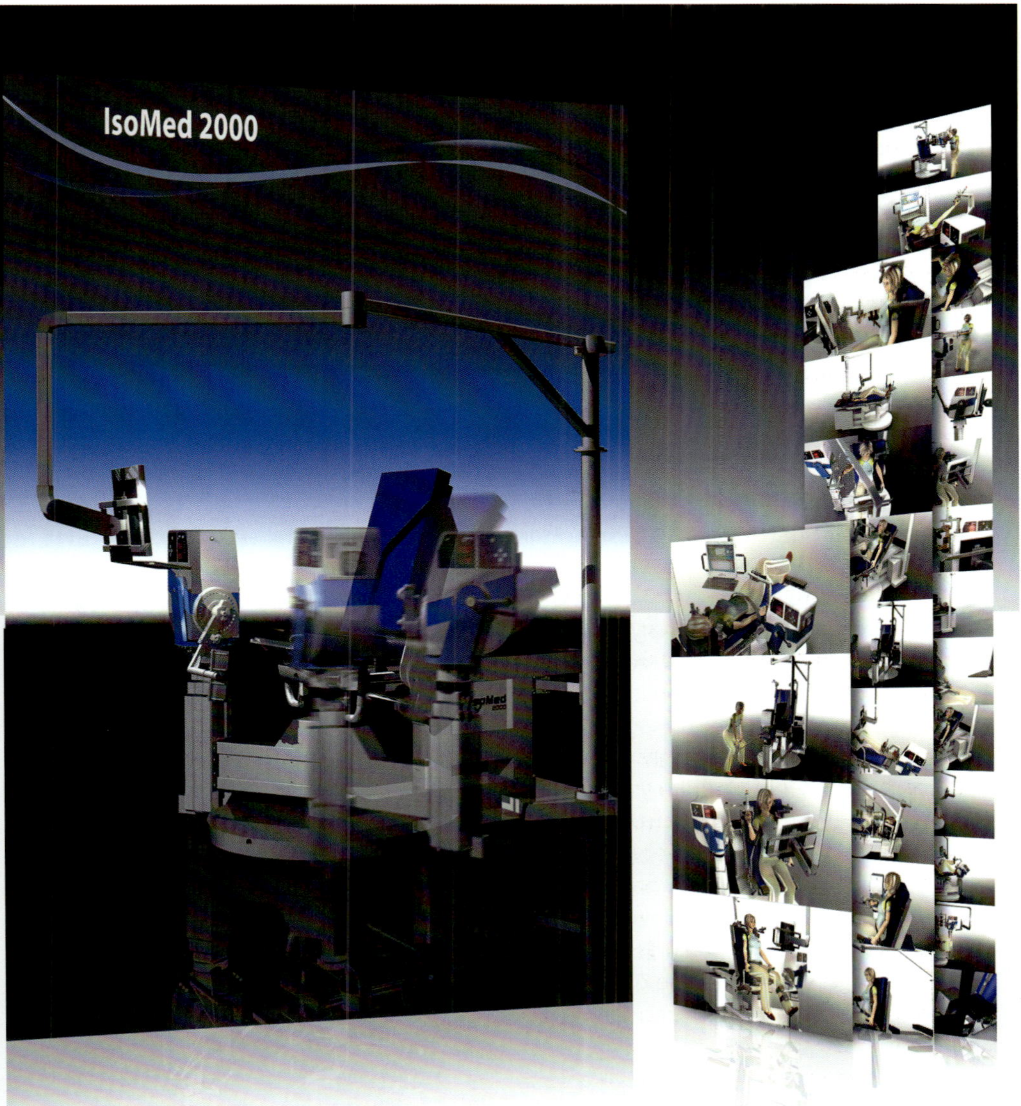
IsoMed 2000

7.3.3 Krafttraining mit Kurzhanteln

Die Kurzhantel ist wahrscheinlich das bekannteste Krafttrainingsgerät der Welt. Das Training mit der Kurzhantel hat viele Vorzüge und besticht durch seine vielseitige Anwendbarkeit. Theoretisch kann mit der Kurzhantel jede Bewegung, die auch an Krafttrainingsgeräten möglich ist, durchgeführt werden. Der wesentliche Unterschied zwischen einem Training an Krafttrainingsgeräten und dem Training mit der Kurzhantel ist der erhöhte Anspruch an die Koordination beim Training mit der Kurzhantel. Das harmonische Zusammespiel zwischen den einzelnen Muskel oder Muskelgruppen, die an der zu trainierenden Übung beteiligt sind, ist mit Kurzhanteln deutlich anspruchsvoller als mit der Langhantel oder mit geführten stationären Krafttrainingsgeräten. Die Anforderungen an das neuromuskuläre System über die so genannte intermuskuläre Koordination setzen ein hohes Maß an Konzentration und Kraftfertigkeiten voraus. Die Überwindung von 40 kg Last beim Bankdrücken am stationären Gerät mit geführter Hantelstange ist einfacher als das Überwinden von 40 kg Last mit der freien Langhantel. Durch die mechanische Entkopplung der rechten und linken Extremität wird das Bankdrücken mit jeweils 20 kg Kurzhanteln (trotz insgesamt gleicher Last) auf Grund der Anforderungen an die intermuskuläre Koordination noch schwieriger sein. Zusätzlich können mit der Kurzhantel im Vergleich zum Training mit der Langhantel größere Bewegungsamplituden erreicht werden. Das Training mit der Kurzhantel erfordert eine Stabilisierung des Rumpfes, sodass nicht nur die Extremitäten sondern auch die Rumpfmuskulatur mittrainiert werden. In der Praxis bedeutet dies, dass Anfängern eher ein geführtes Gerätetraining und Fortgeschrittenen eher ein Training mit freien Gewichten wie z.B. Kurzhanteln zu empfehlen ist. Bei Übungen mit Hanteln, die im freien Stand ausgeführt werden, sollte man eine stabile Standposition einnehmen, d.h. etwa schulterbreiter Stand, leicht gebeugte Knie, aufgerichteter Oberkörper und leicht angespannte Bauchmuskulatur.

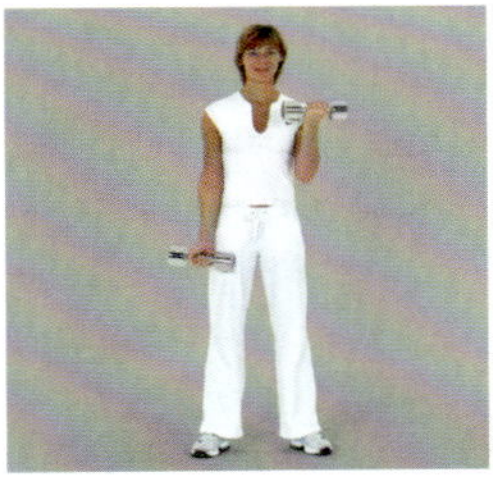

Bizeps
stabiler Stand, Oberarme am Körper, Hanteln nach außen rotiert
Bewegung: Arme abwechselnd beugenund strecken

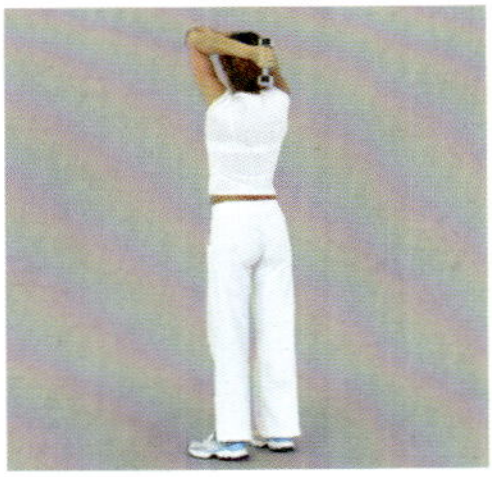

Schultern & Nacken
stabiler Stand, Arm hinter Kopf 90° beugen, Oberarm senkrecht
Bewegung: Arm strecken

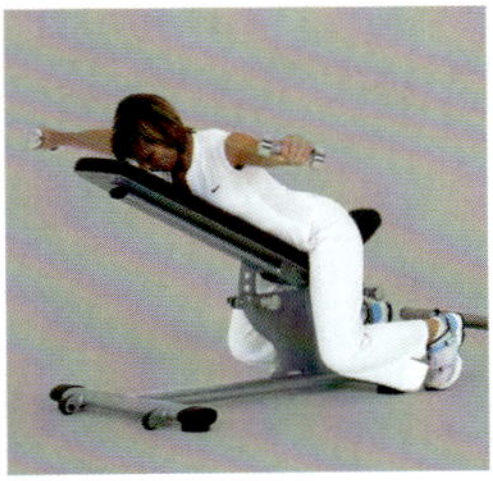

Schultern hinten & Rücken oben
schräge Bauchlage, Arme 90° abgespreizt, Ellbogen leicht gebeugt
Bewegung: Arme heben und senken

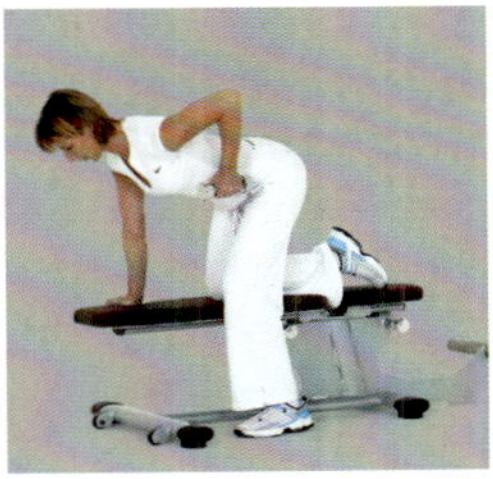

Rücken oben & Arme
Arm und Knie auf Bank gestützt, Rücken gerade
Bewegung: Arm hoch-tief heben und senken

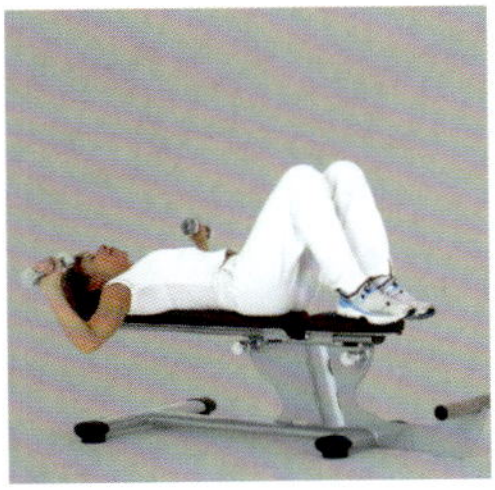

Brust & Schultern
Rückenlage auf Bank, Oberarme in Schultertiefe
Bewegung: hebensenken

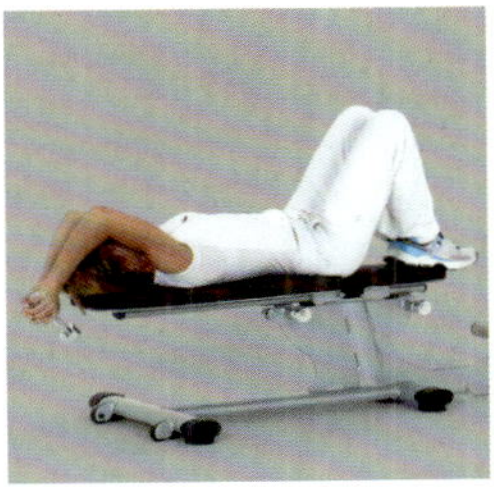

Oberkörper & Arme
Rückenlage auf Bank, Arme leicht gebeugt, Bauch fest
Bewegung: senken-heben der Schulter, beugen-strecken der Arme

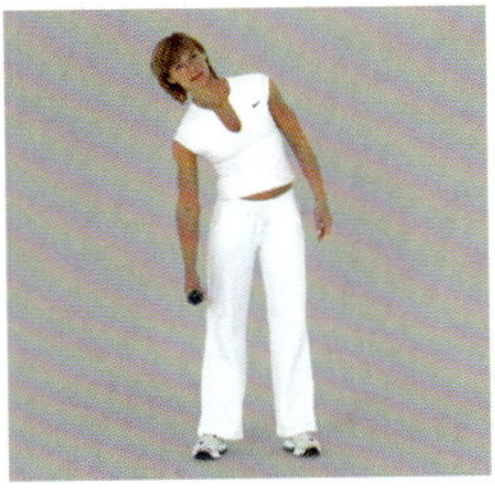

Rumpf seitlich
stabiler Stand, Oberkörper aufgerichtet, Hantel einarmig halten
Bewegung: Seitneigen und Aufrichten

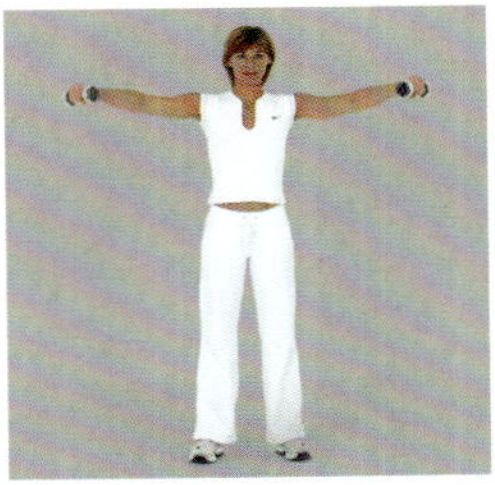

Schultern & Rücken
stabiler Stand, Arme leicht gebeugt, Arme neben dem Körper
Bewegung: heben und senken

7.3.4 Krafttraining mit Stabilisationsübungen

Ein Krafttraining mit so genannten Stabilisationsübungen (Stabi-Training) gehört seit Jahrzehnten zum sportlichen Konditionstraining in den verschiedensten sportlichen Disziplinen. Weiterhin stellen die zu großen Teilen statisch ausgeführten Kräftigungsübungen in der Therapie und auch im Fitness- und Gesundheitssport häufig genutzte Basisübungen dar. Durch die zum Teil sehr hohen Muskelspannungen, die während der Übungen auftreten, eignen sich diese Übungen hervorragend für ein Ganzkörperkrafttraining. Ihren Namen „Stabis" verdanken sie wohl ihrem besonders den Rumpf und die Hüftmuskulatur stärkenden Charakter, wodurch die angrenzenden Arme und Beine ein starkes Widerlager erhalten, um selbst eine optimale Kraft entwickeln zu können. Speziell die Übungen mit gestrecktem Oberkörper (Ellbogenstütz etc.) kräftigen die tief liegenden Rumpfmuskeln in hohem Maße. Durch Lageveränderungen von Armen oder Beinen werden die Hebelverhältnisse beeinflusst. Dies ermöglicht eine Dosierung der Übungsintensität. Je weiter z.B. die Extremitäten vom Körpermittelpunkt weg gehalten werden und je weniger Stützpunkte die Gliedmaßen haben, umso anspruchsvoller ist die Übungsvariante.

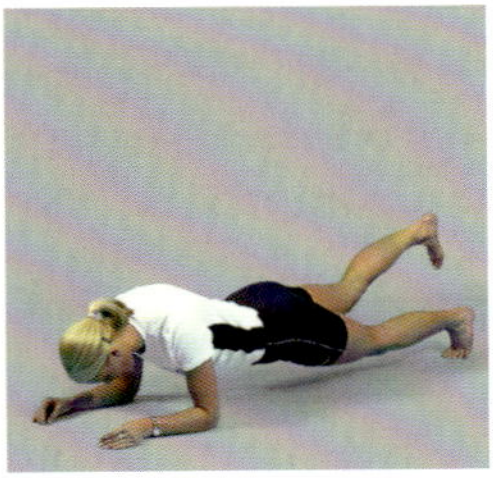

Rumpf & quere Bauchmuskel
Ellbogen unter Schulter, Bauch einziehen, Po anspannen
Bewegung:
Bein wechselnd heben und senken

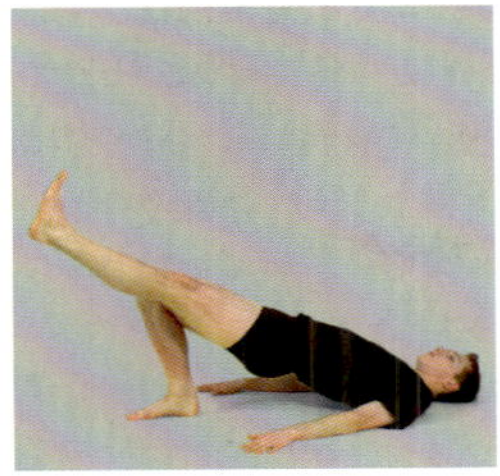

Rücken unten & Hüfte
Rückenlage, ein Bein 90° gebeugt, Gesäß abheben
Bewegung:
Bein wechselnd heben und senken

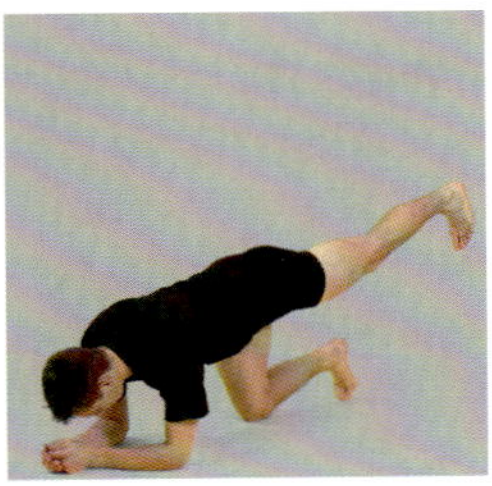

Oberschenkel & Hüfte
Vierfüßerstand, ein Bein rückwärts strecken
Bewegung:
statisch halten

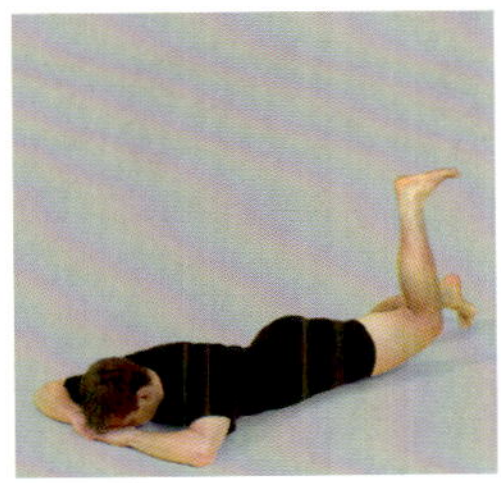

Rückenstrecker & Hüfte
Bauchlage, Kopf liegt auf Handrücken
Bewegung:
Beine wechselnd heben

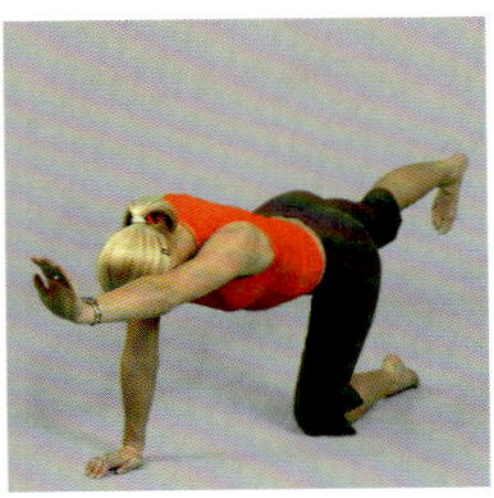

Rücken & Hüftstrecker
Vierfüßerstand
Bewegung:
Diagonales Arm- und Beinheben. Kopf in Verlängerung der Wirbelsäule halten

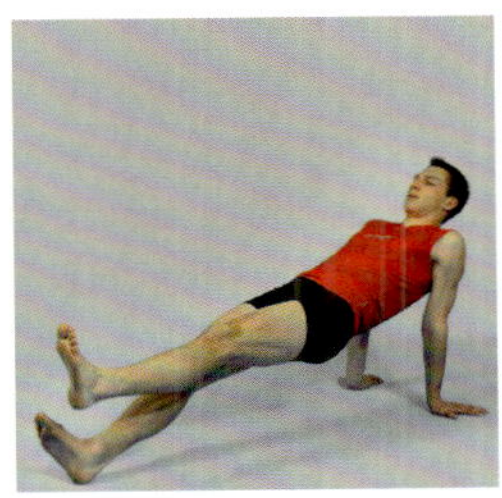

Schultergürtel & Hüfte vorne
Liegstütz rücklings, Brustbein heben, Rumpf strecken
Bewegung:
Bein wechselnd heben

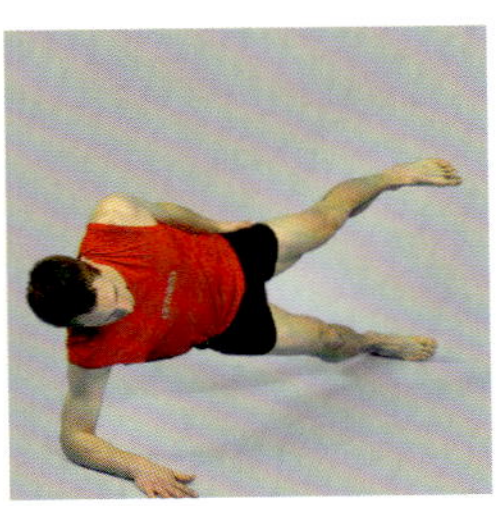

Rumpf & Hüfte
Ellbogen unter Schulter, Beine gespreizt, Körperstreckung
Bewegung:
statisch halten

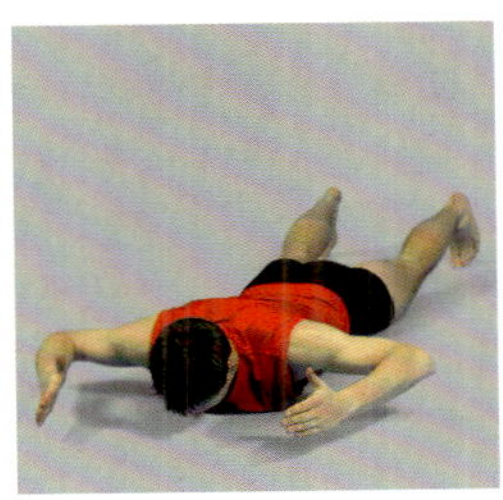

Rückenstrecker & Rücken oben
Bauchlage, Arme in U-Halte, Kopf und Brustkorb anheben
Bewegung:
Oberkörper rechtslinks verschieben

Im Rahmen des Krafttrainings mit Stabilisationsübungen wird dem **Bauchmuskeltraining** nicht nur aus ästhetischen Körperformungsgründen, sondern auch zur Stabilisierung des Rumpfes sowie der kontrollierten Beckenstellung eine besonders wichtige Bedeutung zugeschrieben. Die gerade Bauchmuskulatur prägt durch ihre sehnige Unterteilung das im Volksmund so benannte „Sixpack" aus. Dieser ist vor allem bei einem niedrigen Bauchfettanteil gut sichtbar. Die Bauchmuskulatur ist in der Lage, das Becken in seiner Stellung (Beckenaufrichtung) zu beeinflussen und ist somit besonders bei Menschen mit stark ausgeprägtem Hohlkreuz zu kräftigen. Sie ist bei fast allen sportlichen Disziplinen aktiv an der Bewegungsausführung beteiligt. Beim isolierten Bauchmuskeltraining sollte die Hüftbeugemuskulatur durch ein Hochlagern der Beine entlastet werden. Dies ist insbesondere dann sinnvoll, wenn eine muskuläre Dysbalance zu Gunsten der Hüftbeuger (M. iliopsoas) vorliegt. Übungen, bei denen die Hüfte aktiv gebeugt wird, wie z. B. „Klappmesser" und „Situps", werden aus gesundheitssportlicher Sicht häufig als „Unübungen" bezeichnet. Dies ist nicht ganz korrekt, denn beschwerdefreie Sportler mit intakter und ausgewogener Rumpf- und Bauchmuskulatur können diese Übungen trotzdem unter disziplinspezifischen Gesichtspunkten durchaus sinnvoll in ihr Training aufnehmen. Es sollte jedoch klar sein, dass bei diesen Übungen auch die Hüftbeuger mittrainiert werden.

Die zur Auswahl stehenden Bauchmuskelübungen sind vielfältig. Einfache statische Übungen wie das Drücken der Lendenwirbelsäule gegen den Untergrund in Rückenlage können von jedem ausgeführt werden. Durch die Veränderung der Länge des Hebelarmes (Arme/Beine) kann man die Intensität dieser Krafttrainingübungen regulieren. Beim geraden Crunch z.B. ist es eher einfach, wenn man die Arme neben den Köper hält (kurzer Hebel) und deutlich schwerer, wenn man die Arme über Kopf lang ausstreckt (langer Hebel). Außerdem kann die Intensität über die Bewegungsamplitude gesteuert werden. Hierbei gilt: Je größer das Bewegungsausmaß, desto intensiver die Spannung in der Muskulatur. Alle Bauchmuskeln sind direkt oder über den großen Sehnenspiegel miteinander verbunden. Daher sollte theoretisch die Spannung bei jeder Kontraktion im gesamten Muskel gleich sein. Die Praxis zeigt jedoch, dass Übungen für die obere und untere gerade Bauchmuskulatur sowie für die schräge Bauchmuskulatur einen subjektiv wahrnehmbaren unterschiedlichen Trainingseffekt haben. Die beidseitige Kontraktion der schrägen Bauchmuskulatur bewirkt eine Beugung im Rumpf, sodass bei jeder Rumpfbeugung die schrägen Bauchmuskeln mitarbeiten. Um die schrägen Bauchmuskeln etwas stärker zu trainieren, reicht es aus, eine leichte Rotationsbewegung zu erzeugen oder wahlweise eine seitliche Drehung in die Bewegung zu integrieren.

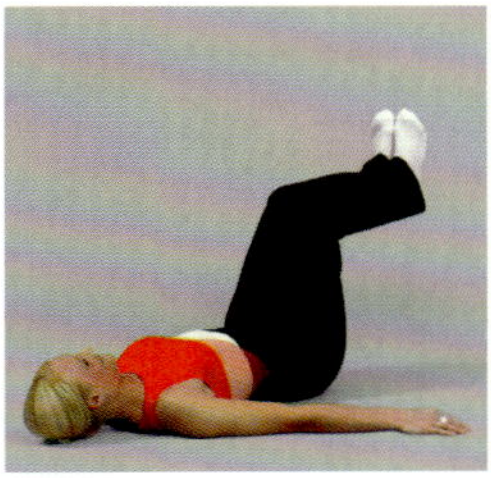

Beinheben
Rückenlage, Beine und Hüfte 90° gebeugt, Arme stabilisieren
Bewegung: Knie in Richtung Decke schieben, Gesäß leicht abheben

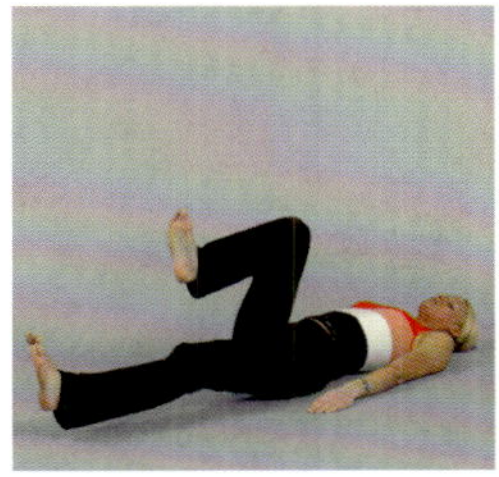

Beinstrecken einbeinig
Rückenlage, ein Bein gestreckt, ein Bein gebeugt
Bewegung: alternierend beugen und strecken

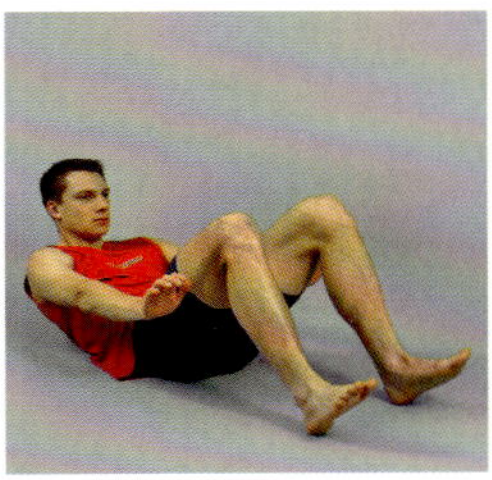

Crunches
Rückenlage, Beine 90°, Fersen in den Boden drücken
Bewegung: Oberkörper heben und senken

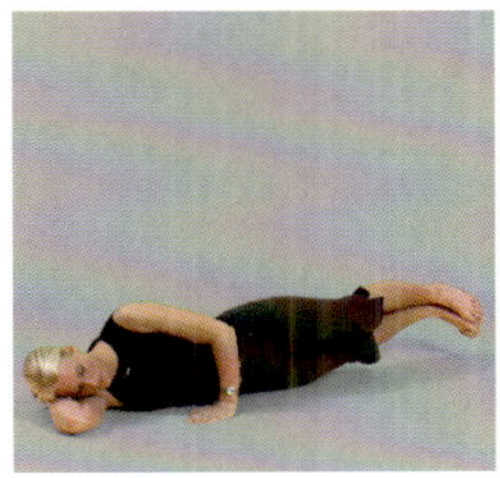

Beinheben seitlich
Seitlage, Hüfte gestreckt, Arm stützt Oberkörper ab
Bewegung: Beine heben und senken

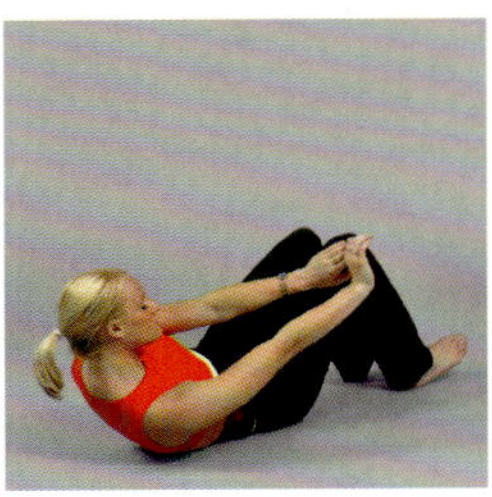

Crunch schräg
Rückenlage, Beine 90°, Arme an einem Bein vorbei
Bewegung: Oberkörper schräg heben und senken

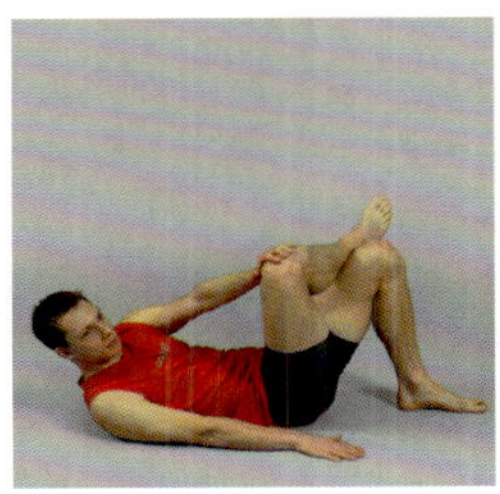

Crunch schräg – statisch
Rückenlage, Beine über Kreuz, Arm drückt gegen diagonales Bein
Bewegung: statisch halten

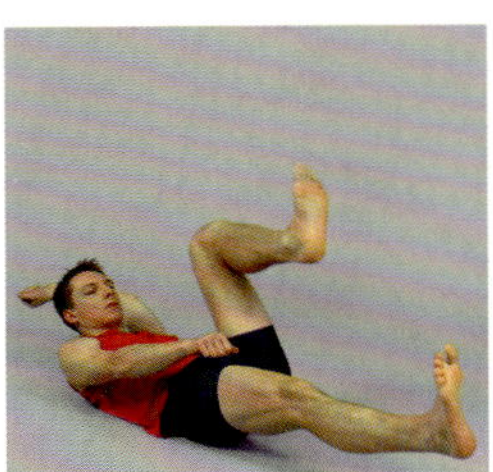

Käfer
Rückenlage, Arm und diagonales Bein abgehoben
Bewegung: Seitenwechsel mit leichter Rotation

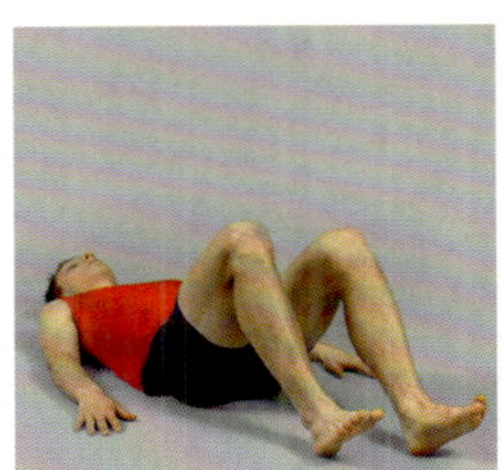

Bauchpresse
Rückenlage, Beine 90°, Fersen in den Boden
Bewegung: Lendenwirbelsäule zum Boden drücken

7.3.5 Krafttraining mit dem flexiblen Schwingstab

Beim Krafttraining mit einem flexiblen Schwingstab geht es darum, den selbst erzeugten Schwingungen des Stabes durch Muskelkontraktionen entgegenzuwirken. Sämtliche Impulse des Schwingstabes werden bei entsprechender Stabilisierung der peripheren Finger-, Hand- und Armmuskulatur über die Schultergelenke auf den Rumpf übertragen. Die Rückenstrecker, die gesamte Bauchmuskulatur und der Beckenboden arbeiten den Schwingungen des Schwingstabes kontinuierlich entgegen. Ziel der Übungen ist eine Kräftigung sowie eine Verbesserung der Koordination von Rumpf- und Extremitätenmuskulatur. Obwohl über den tatsächlichen Effekt des Trainings keine gesicherten wissenschaftlichen Daten vorliegen, wird diese Trainingsvariante besonders im Bereich der Physiotherapie zunehmend angewandt. In Kombination mit herkömmlichen Stabilisationsübungen bildet das Schwingstab-Training eine neue abwechslungsreiche Facette des Krafttrainings.

Die Handhabung des Trainingsgerätes ist zu Beginn nicht einfach. Der Griff sollte mittig gehalten werden und je nach Übung entweder mit einer oder mit beiden Händen umfasst werden. Die Handgelenke werden ohne Streckung oder Beugung in neutraler Position gehalten. Um die Fingergelenke zu schonen, sollten die Finger den Griff sicher und gleichzeitig locker umfassen. Der Schwingstab wird mit einer kleinen Bewegung der Hand in Richtung der Verlängerung des Unterarms in Schwingung gebracht. Danach soll der Schwingstab durch kurze Impulse am Schwingen gehalten werden. Dieser Teil der Bewegungsausführung ist für den Anfänger anspruchsvoll. Wie beim Schaukeln ist es wichtig, den Impuls im richtigen Moment zu setzen. Je starrer der Arm als Schwungüberträger fixiert werden kann, desto größer wird der auf den Rumpf übertragende Impuls und dementsprechend intensiver wird der Trainingsreiz. Die Schwungdauer richtet sich nach der Kraft, der Ausdauer und dem Koordinationsvermögen des Anwenders. Nach der Überwindung anfänglicher Schwierigkeiten bei der Handhabung des Schwingstabes, sollten die einzelnen Übungen je nach Trainings- und Gesundheitszustand mindestens 30 bis 60 Sekunden durchgeführt werden. Daraus resultiert eine Mindesttrainingszeit des gesamten Zirkels von etwa 10 Minuten.

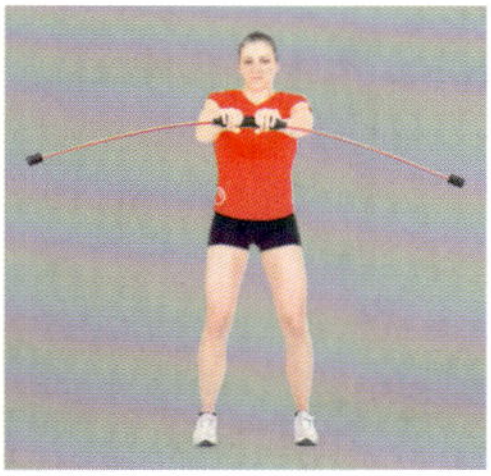

Rumpf & Beckenboden
breiter Stand, Körpergewicht auf Fersen, Gesäß anspannen.
Bewegung: hoch-tief

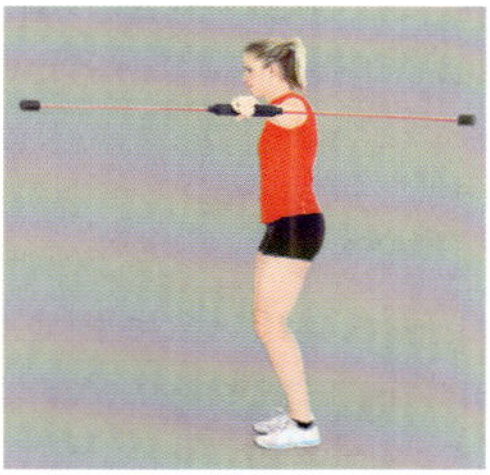

Schulter & Rücken oben
breiter Stand, Arm abspreizen, Daumen nach vorne, Schwingstab hinter Oberschenkel
Bewegung: rechts-links

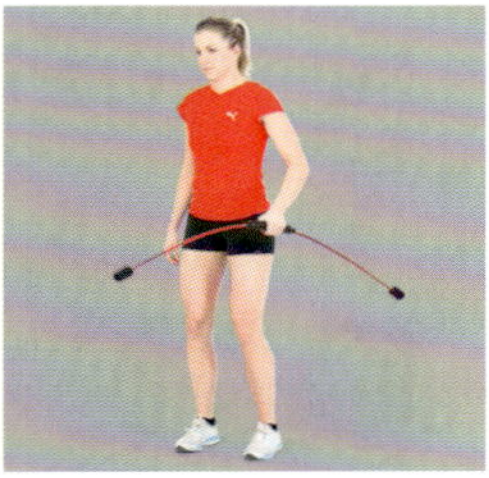

Rücken & Rumpf
Schulterbreiter Stand, Daumen nach vorne
Bewegung: hoch-tief

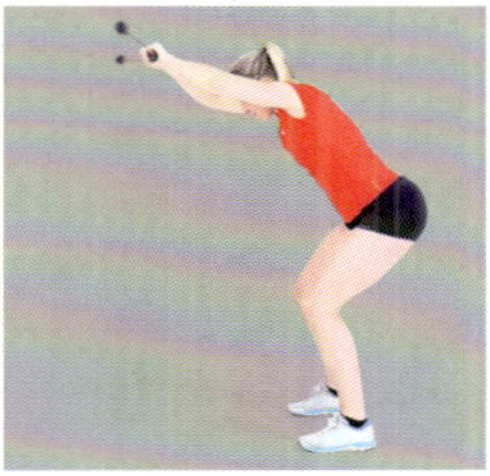

Rücken & Gesäß
Tiefer schulterbreiter Stand, Gesäß absenken, Rücken gestreckt
Bewegung: vor-zurück

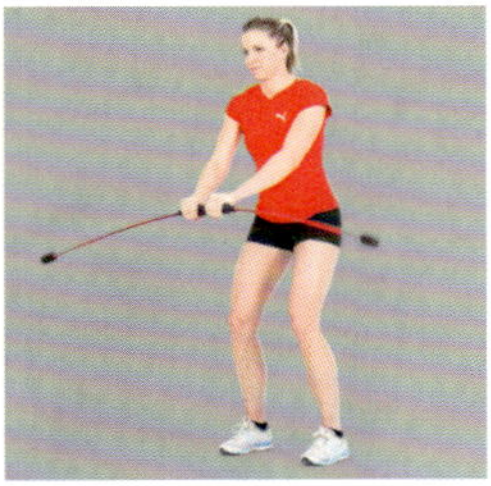

Brust & Rücken unten
Schulterbreiter Stand, Schwingstab beidhändig waagerecht
Bewegung: vor-zurück

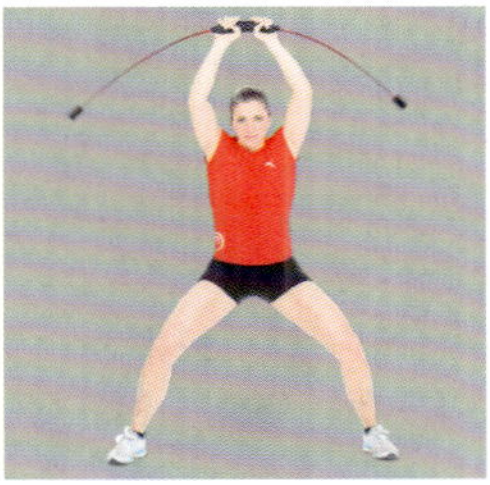

Rückenmitte & Latissimus
breite Kniebeuge, Schultern tief, Schwingstab waagerecht über Kopf
Bewegung: hoch-tief

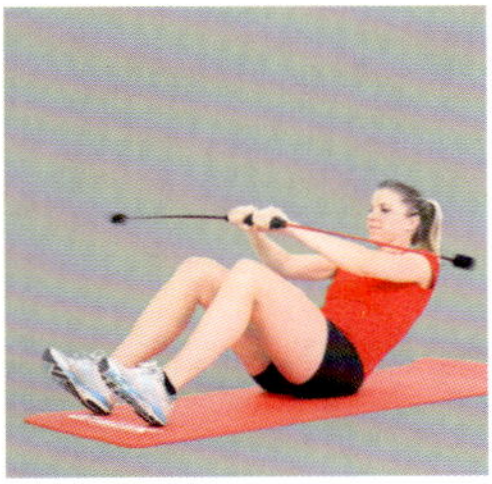

Bauch & Rumpf
Sitz, Beine breit, Becken aufrichten, Schwingstab quer und brusthoch
Bewegung: paralell zu den Oberschenkeln

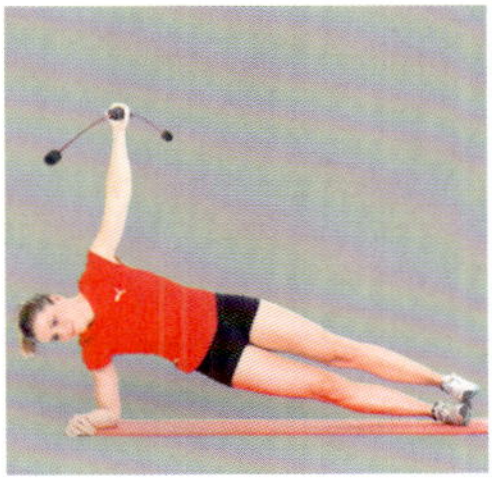

Rumpf & Hüfte
Ellbogenseitstütz
Bewegung: hoch-tief (Seitenwechsel)

7.3.6 Krafttraining mit elastischen Bändern

Elastische Bänder sind fester Bestandteil des Krafttrainings – speziell in der Fitnessbranche, der Physiotherapie aber auch im Vereins- und Leistungssport. Basierend auf der progressiven Zunahme der Widerstände mit zunehmender Dehnung der Bänder sowie dem Einsatz von Bändern unterschiedlicher Elastizität kann die Trainingsbelastung an jede individuelle Kraftfähigkeit angepasst werden. Mit dem Erreichen der maximalen Dehnfähigkeit ist die maximale Last erreicht. Eine darüber hinausgehende Belastung ist nicht möglich. Verletzungen von Gelenken und Muskelsehnenkomplexen wie zum Beispiel Fehlversuche beim Hanteltraining durch das Auflegen einer zu hohen Last können vermieden werden. Die Bänder sind leicht, handlich, einfach transportabel und können daher leicht für das Individual- oder Gruppentraining im Fitnessstudio, zu Hause oder am Arbeitsplatz genutzt werden.

Für das Training sollte die Ausgangsstellung so gewählt werden, dass die Muskulatur einen geringen Grundtonus aufweist, der mit geringer Anstrengung gehalten werden kann (z.B. Abstand von der rechten zur linken Hand). Entsprechend der gewünschten Widerstände bzw. der bevorzugten Bewegungsumfänge kann das Band kürzer oder länger gefasst werden. Wahlweise kann das Band auch doppelt gefaltet oder mehrere Bänder benutzt werden. Außerdem bieten die Hersteller häufig Bänder unterschiedlicher Farben mit unterschiedlichen Widerstandsstärken an.

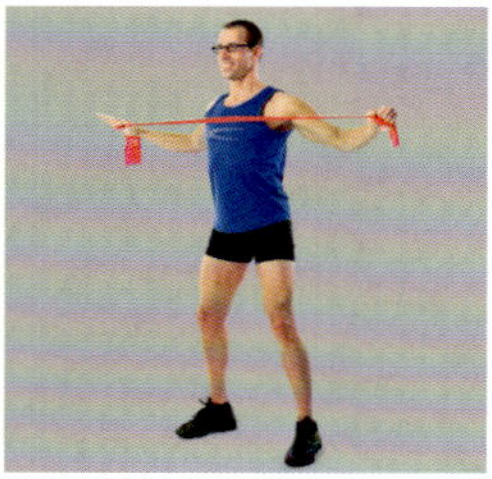

Rücken oben & Arme
schulterbreiter Stand, Arme leicht gebeugt in Schulterhöhe, Bewegung: Arme nach außen-hinten

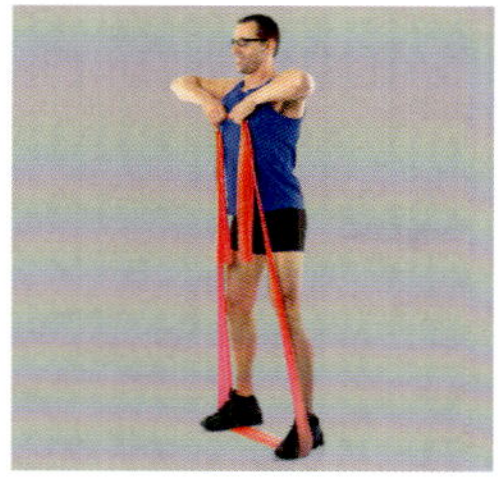

Nacken & Schultern
schulterbreiter Stand, Stand auf Band, Oberkörper aufgerichtet Bewegung: Hände ziehen zum Hals

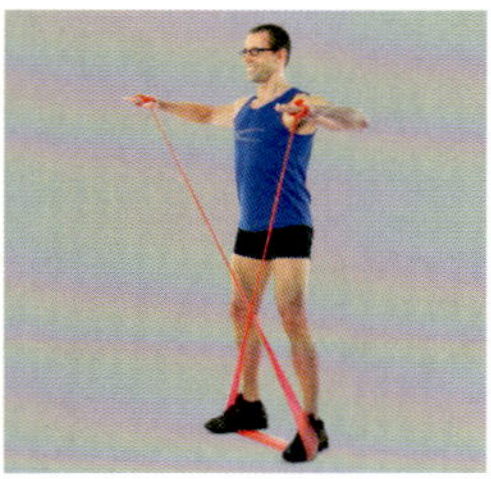

Schultern & Rumpf
schulterbreiter Stand, Oberkörper aufrichten, Bauch einziehen, Bewegung: Arme seitlich heben

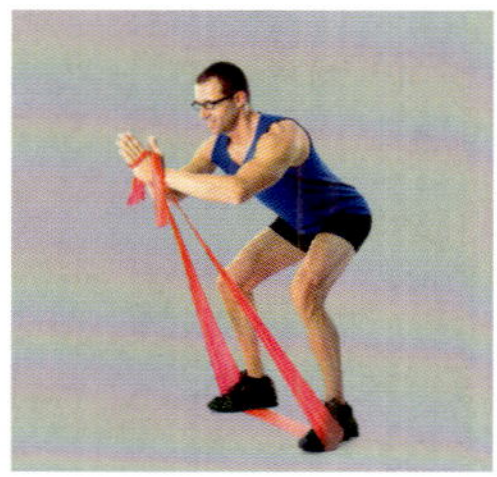

Rückenstrecker & Schultern
Kniebeugeposition, Becken kippen, Rücken strecken, Stand auf Band Bewegung: Arme hoch und tief

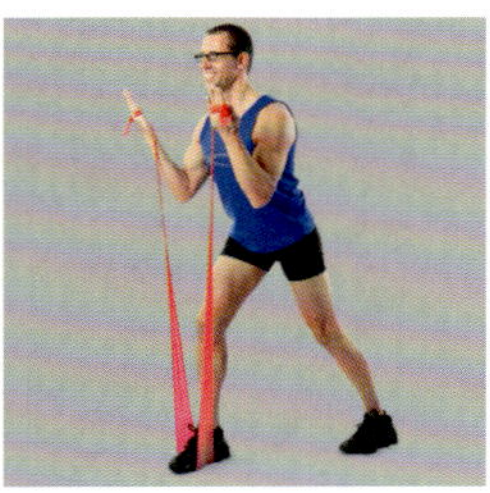

Bizeps & Schultern
Schrittstellung, Rücken strecken, Beine beugen, Arme neben Oberkörper Bewegung: Ellenbogen beugen

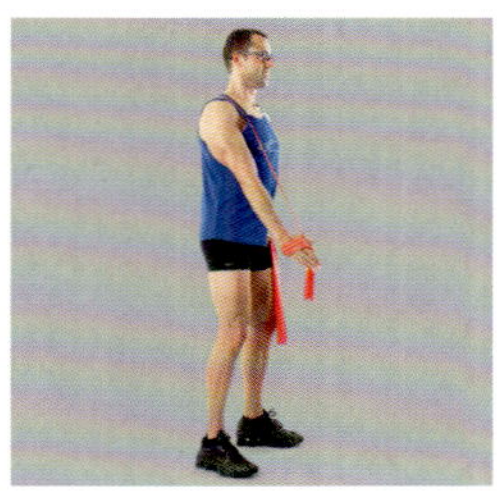

Trizeps & Schultern
schulterbreiter Stand, Band um den Nacken und an der Hüfte fixiert, Oberkörper aufrichten Bewegung: Einarmig strecken

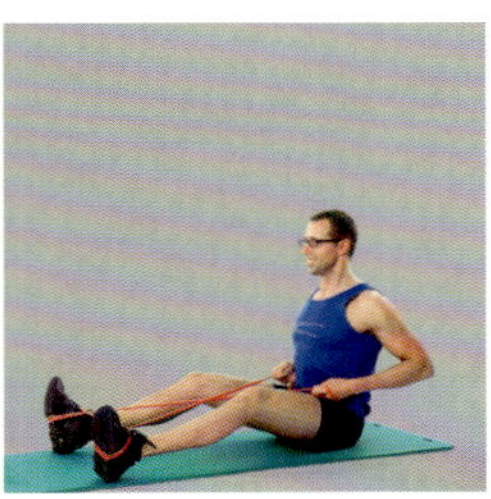

Rücken oben & Rückenstrecker
Sitz, Beine leicht gebeugt, Oberkörper aufgerichtet Bewegung: Arme nach hinten ziehen (Ruderbewegung)

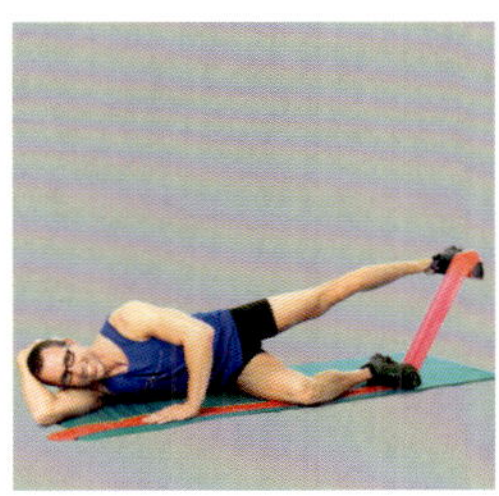

Oberschenkel & Hüfte
Seitlage, Band fixieren, oberes Bein lang mit Band gestreckt, Oberkörper liegt Bewegung: Bein hoch und tief

7.3.7 Krafttraining mit dem Gymnastikball

Der Gymnastikball, auch „Pezzi-Ball" oder Swissball genannt, stellt eine sehr vielseitige Möglichkeit für verschiedenste Krafttrainingsübungen dar. Typisch für diesen Ball sind ein geringes Eigengewicht und sein großer Durchmesser von 50-70 cm. Durch seine elastischen Eigenschaften passt er sich sehr gut an den Körper an und kann den zu trainierenden Körperteilen eine optimale Unterstützungsfläche bieten. Daneben entsteht durch die verstärkte Übertragung bereits minimaler Bewegungsimpulse vom Ball auf den menschlichen Körper in kürzester Zeit ein Ungleichgewicht. Dadurch wird der Lagesinn des Körpers (Propriozeption) angesprochen und viele Muskelgruppen zur Wiederherstellung des zuvor bestehenden Gleichgewichts aktiviert und somit trainiert. Bei der Übungsdurchführung kann der Ball sowohl als Widerstand als auch zum Aufstützen oder Balancieren benutzt werden. Um eine optimale Nutzung zu gewährleisten empfiehlt es sich die Ballgröße an die Körperlänge anzupassen. Als Faustregel gilt, dass in darauf sitzender Position der Hüft- und Kniewinkel etwa 90° betragen sollte. Ein bekanntes Anwendungsgebiet des Gymnastikballs stellt die muskuläre Kräftigung für das Erlernen einer aufrechten Körperhaltung im Sitzen sowie einer rückengerechten Hebetechnik dar. Weiterhin bietet sich die Nutzung für Dehnungs-, Entspannungs- und Koordinationsübungen sowie als Sitzgelegenheit im Alltag an. Bei der Nutzung als Krafttrainigsgerät ist zu berücksichtigen, dass für den „Gymnastikball-Unerfahrenen" zu Beginn eines Trainings unkontrollierte Übungsausführungen zu gefährlichen Stürzen und „Überrollen" auf den Kopf und die Halswirbelsäule führen können. Daher sollte vor dem ersten Training unbedingt eine Gewöhnungseinheit an das Sportgerät erfolgen.

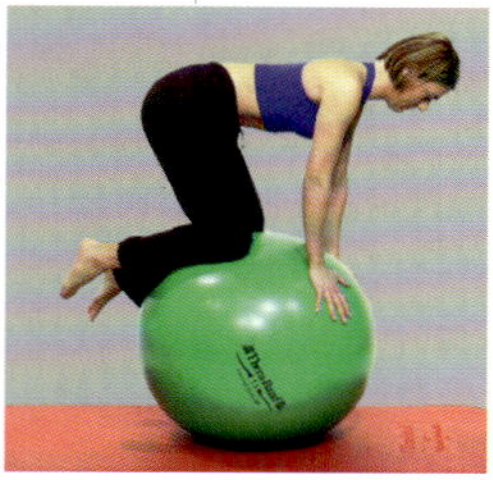

Rumpf & Brust
Vierfüßerstand, Hände und Knie ziehen nach innen
Bewegung: balancieren

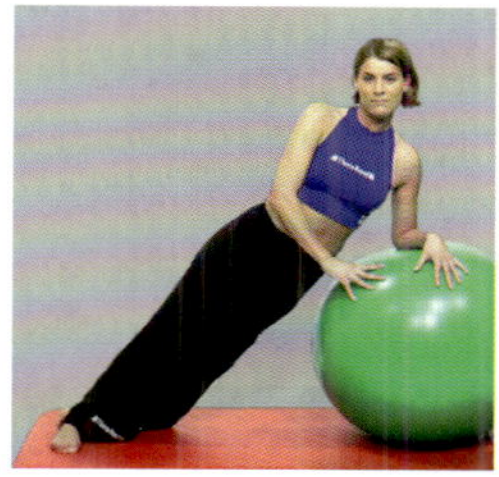

Seitlicher Rumpf & Hüfte
Ellbogenseitstütz, Schultern tief, Körperstreckung
Bewegung: statisch halten

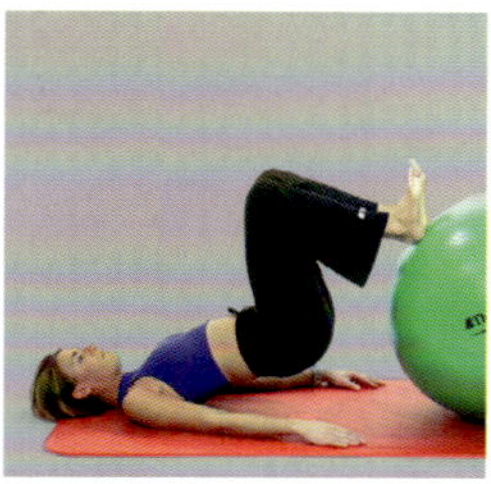

Oberschenkel & Po
Rückenlage, Fersen in Ball drücken, Arme liegen ab
Bewegung: Fersen zum Po ziehen (Knie beugen und strecken)

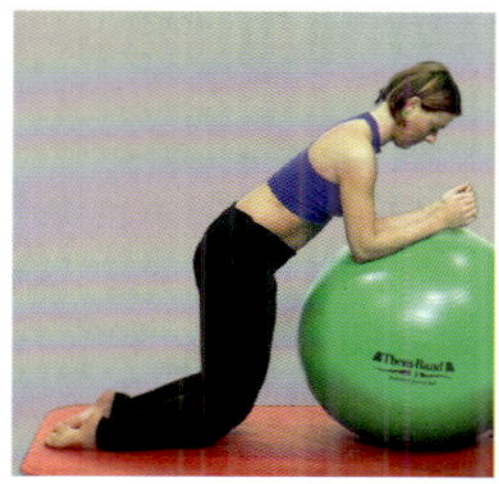

Bauch & Rumpf
Kniend vor dem Ball, Ellbogen in Ball drücken
Bewegung: Knie abheben

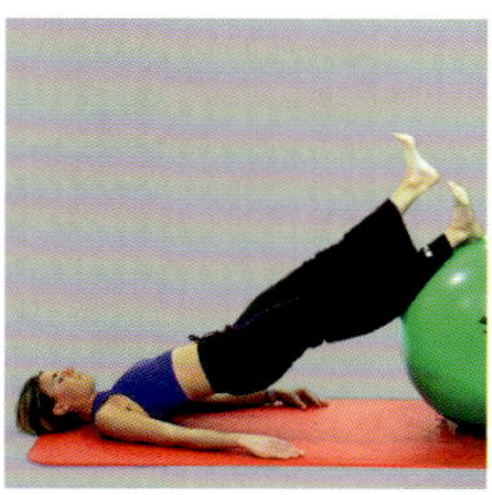

Rücken unten & Hüfte
Rückenlage, Fersen in Ball drücken, Arme liegen ab
Bewegung: ein Bein abheben

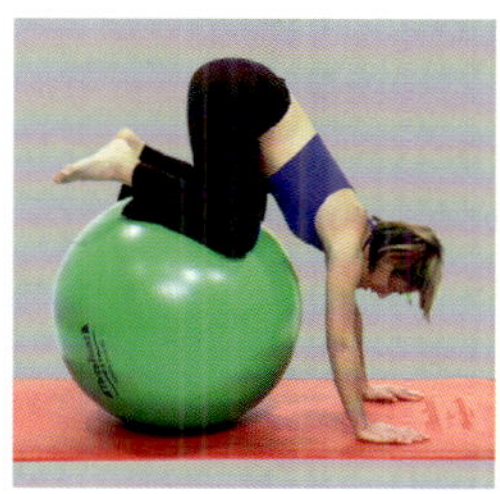

Brust & Bauch
Unterschenkel auf Ball, Liegestütz, Körperspannung
Bewegung: Ball langsam vor-zurück

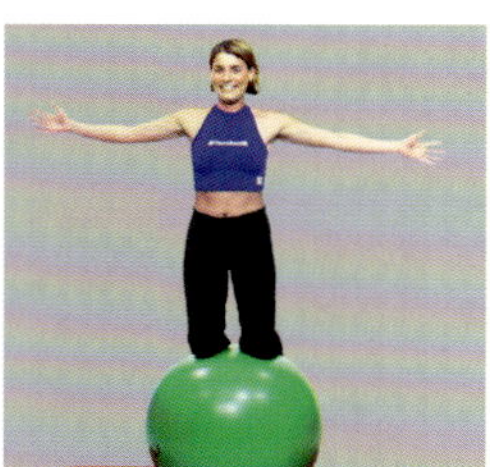

Rumpf & Hüfte
Kniestand auf Ball, Arme gespreizt, Körperspannung
Bewegung: balancieren

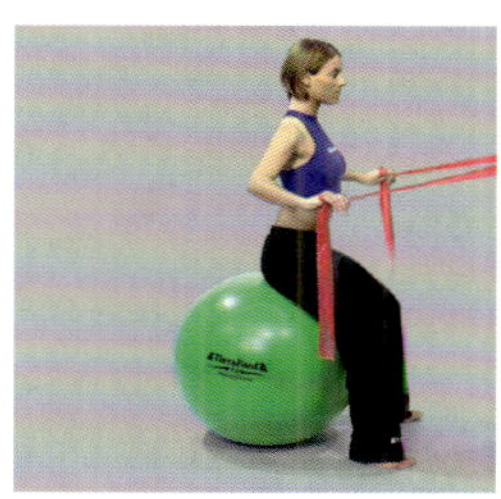

Rücken oben & Arme
Sitz auf Ball, Thera-Band halten, Rücken gerade
Bewegung: Band nach hinten ziehen

7.3.8 Krafttraining mit dem Medizinball

Das Krafttraining mit dem Medizinball ist ein fester Bestandteil in allen Sportarten, in denen eine kräftige Rumpfmuskulatur ein Widerlager für rasche Extremitätenbewegungen geben muss. Die maximal schnelle Beschleunigung einer relativ kleinen Last mit einem Medizinballeigengewicht von 1-5 kg ist insbesondere für Sportarten wichtig, bei denen die Leistung maßgeblich von einer kräftigen und schnellen Rotation abhängt. Häufig wird in den leichtathletischen Wurfdisziplinen aber auch bei Schlagsportarten wie Tennis und Golf mit dem Medizinball trainiert. Da der Ball bei vielen Übungen nicht nur positiv beschleunigt wird, sondern vor dieser Bewegung gefangen werden muss, wird die Koordination von exzentrischer zu konzentrischer Bewegungsphase gefordert.

Unabhängig von der guten Trainierbarkeit der für die Rotation wichtigen Muskeln, eignet sich der Medizinball zur Verbesserung der allgemeinen Kraftfähigkeiten des gesamten Körpers. Auf Grund der Aktivierung der nahezu kompletten Rumpfmuskulatur zusammen mit den Extremitätenmuskeln handelt es sich bei sämtlichen Medizinballübungen um ein komplexes dynamisches Ganzkörperkrafttraining. Ein weiteres Anwendungsgebiet ist die Verwendung des Medizinballs zur Erhöhung des Schwierigkeitsgrades von bekannten Übungen wie zum Beispiel der Liegestütze. Durch die variable Gestaltung bekannter Übungen wird somit zusätzlich das Koordinationsvermögen gefördert.

Das Training mit dem Medizinball sollte auf der Basis einer guten Kraftfähigkeit des Sportlers aufbauen. Die Übungen sind motorisch-koordinativ anspruchsvoll. Bei den meisten Übungen wird die Muskulatur des gesamten Körpers beansprucht. Durch den hohen Anteil exzentrischer Bewegungen kann es rasch zu Überlastungen des Bewegungsapparates kommen. Auch der erfahrene Kraftsportler sollte nicht mehr als 2-3 Trainingseinheiten pro Woche mit dem Medizinball in sein Krafttraining integrieren.

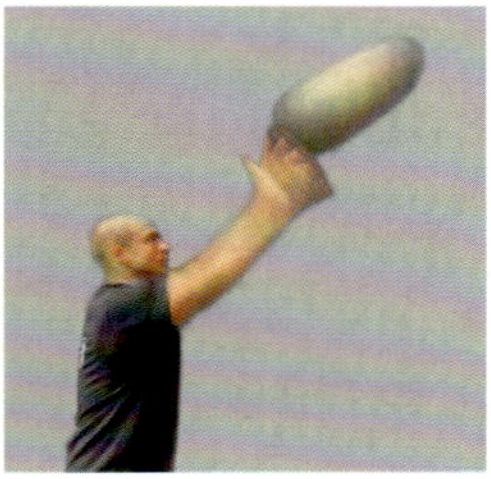

Oberkörper, Arme, Rumpf
stabiler Stand, Medizinball in Hochhalte hinter den Kopf, Bauch anspannen
Bewegung:
Ball gegen Wand schleudern

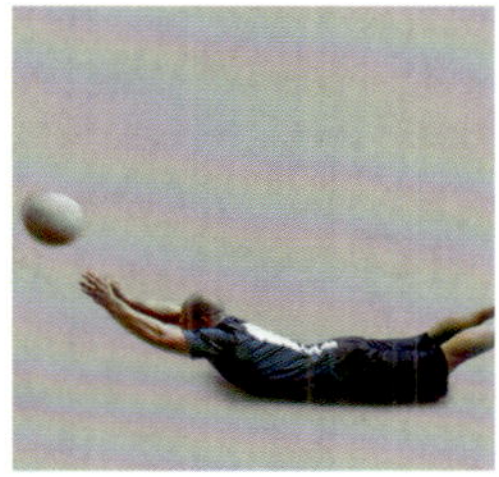

Rückenstrecker
Bauchlage, Arme und Beine abgehoben, Blick nach vorne
Bewegung:
Ball fangen und werfen

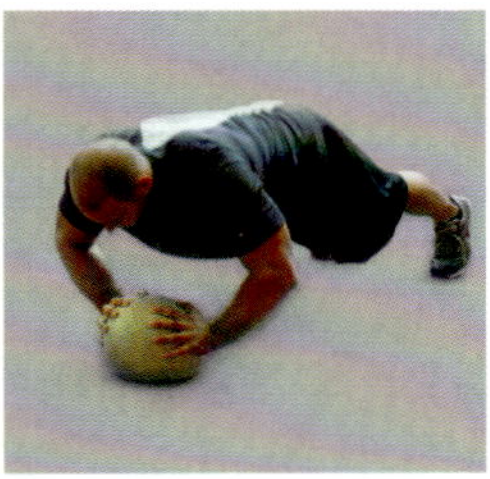

Rumpf, Brust, Arme
Liegestütz auf Medizinball,Körperstreckung, Bauchspannung
Bewegung: Arme beugen-strecken

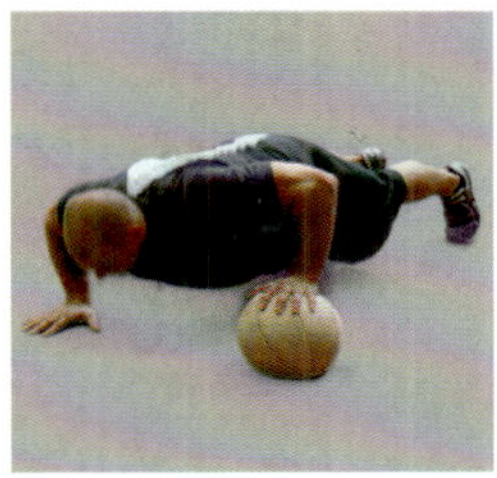

Rumpf, Brust, Arme
einarmiger Stütz auf Medizinball, eine Hand am Boden, Körperspannung
Bewegung:
Arme abwechselnd strecken

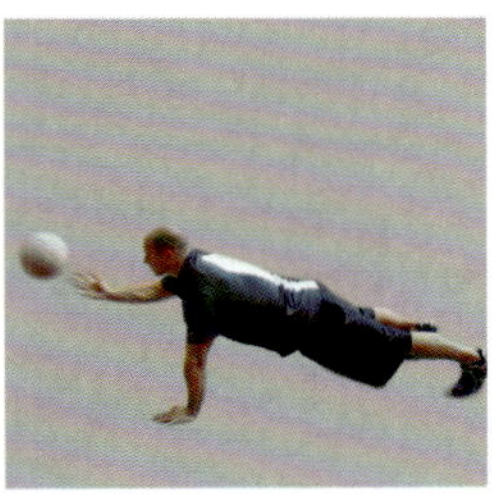

Rumpf, Schulter, Arme
einarmiger Liegestütz, Blick nach vorne, Körperspannung
Bewegung: Ball einarmig schleudern

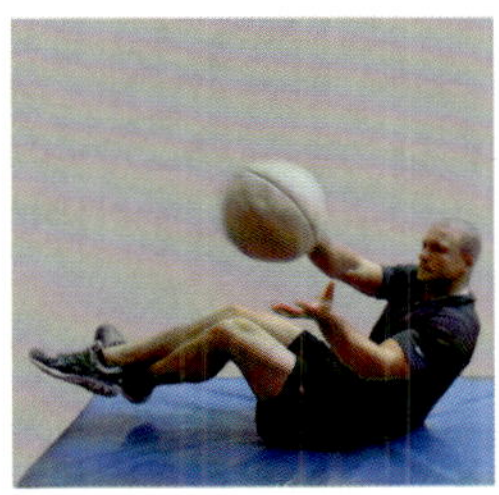

Rumpf, Arme
Sitz, Beine abgehoben, Bauchspannung, rechts-links Rotation
Bewegung:
Ball fangen-werfen

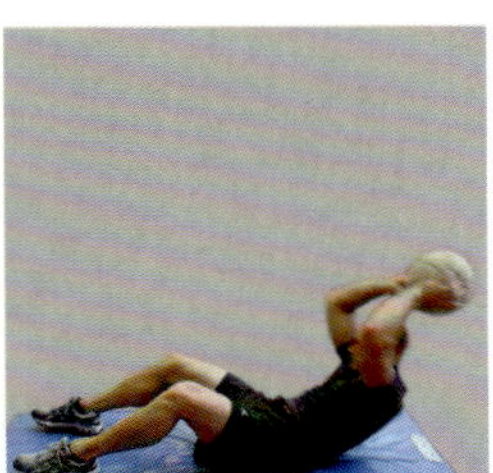

Bauch, Arme
Sitz, Füße drücken in Boden, Ball über Kopf, Bauchspannung
Bewegung:
Ball fangen-werfen (mit/ohne Absenken des Rumpfes)

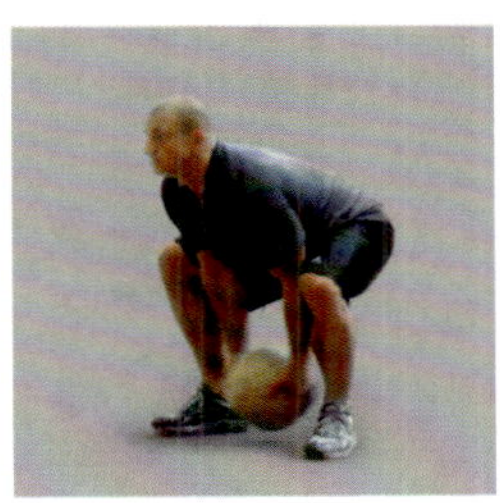

Beine, Rumpf, Arme
stabiler Stand, Medizinball, zwischen Beinen, Rücken strecken
Bewegung:
Ball zur Decke werfen (Medizinballschocken)

7.3.9 Krafttraining im Turnhallenzirkel

Das Krafttraining in Zirkelform wird gerne im Vereins- und Schulsport eingesetzt, da man mit geringem Geräteaufwand ein effektives Gruppenkrafttraining absolvieren kann. Mit verschiedenen Kästen, Bänken und Matten, wie sie in jeder durchschnittlichen Turnhalle vorkommen, kann man vielseitige Krafttrainingsübungen gestalten. Durch den Einsatz von Kästen können variantenreich Sprung- und Stützübungen ausgewählt und mit einigen grundlegenden Übungen auf der Matte kombiniert werden. Alternative Übungen sind Dips oder Stützen am Barren, Kniebeugen mit umgedrehter, auf Brusthöhe gehaltener Bank oder Nackendrücken mit über Kopf gehaltener Bank. Eine Reckstange eignet sich für Klimmzüge. An der Sprossenwand kann Wadenheben und Rumpfbeugen aus dem Langhang durchgeführt werden. Bei der Übungserfindung sind der Fantasie keine Grenzen gesetzt.

Der Verzicht auf wackelige Übungsaufbauten sowie eine technisch korrekte Übungsausführung minimieren das Risiko von Verletzungen. Da in einer knappen Schulstunde nicht viel Zeit für den Aufbau zur Verfügung steht, sollte dieser sehr gut geplant werden. Für den raschen Aufbau sind vorbereitete Skizzen des Übungsaufbaus mit Postennummern sinnvoll, auf denen wesentliche Bewegungsausführungsmerkmale sowie häufige Fehler notiert sind. An den einzelnen Stationen werden jeweils zwei Übende eingeteilt, die auch für den Stationsaufbau und die Erklärung der Übung verantwortlich sind. Die Durchführung richtet sich nach den gewünschten Trainingszielen. Häufig wird eine Übungsdauer von 30-60 Sekunden gewählt, woraus sich eine Pausenzeit von etwa 60 Sekunden ergibt. Für den Wechsel zwischen Pause und Übung an einer Station sollten nicht mehr als 15 Sekunden, für den Wechsel zwischen den Stationen nicht mehr als 30 Sekunden liegen. Da das Gelingen eines Zirkeltrainings maßgeblich von der Disziplin der Übenden abhängt, sollten störende Einflüsse von Außen ferngehalten werden. Die Aufsichtsperson/der Trainer kann durch eine klare Ansprache und stete Vorgabe der Übungs- und Wechselzeiten die Aufmerksamkeit und den Trainingseinsatz fördern.

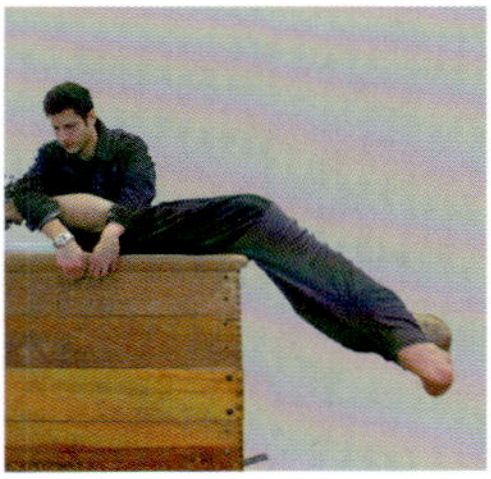

Rückenstrecker
Beine auf Kasten,
Beine fixieren,
Oberköper strecken,
Arme an Kopf
Bewegung:
Oberkörper hoch-tief
(aufrollen)

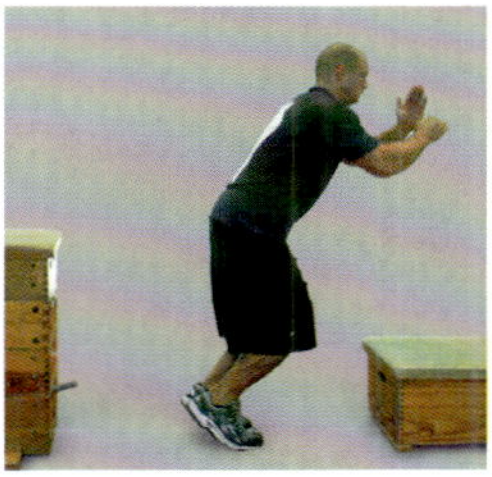

Sprungkraft & Beine
Niedersprung vom
hohen Kasten, Sprung
auf kleinen Kasten
Bewegung:
reaktive Sprünge

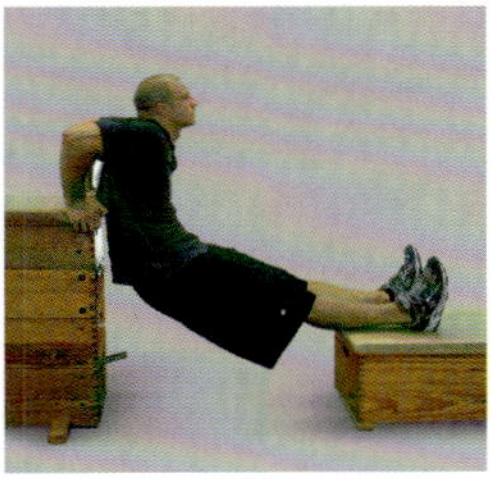

Trizeps & Schultern
rücklings Stütz auf
Kasten, Beine lang
auf kleinem Kasten
Bewegung: Arme
beugen-strecken

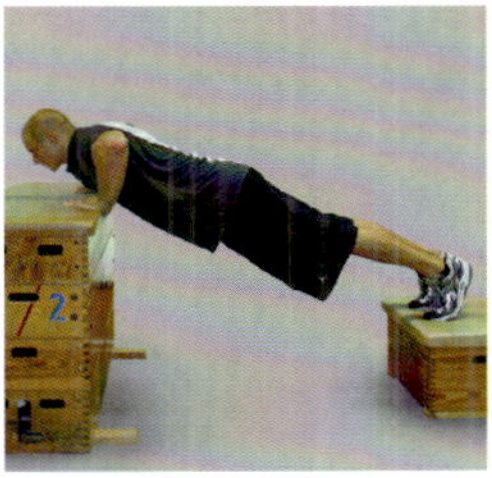

Brust & Schultern
Liegestütz auf Kasten,
Körperspannung,
umgekehrt möglich
Bewegung: Arme
beugen-strecken

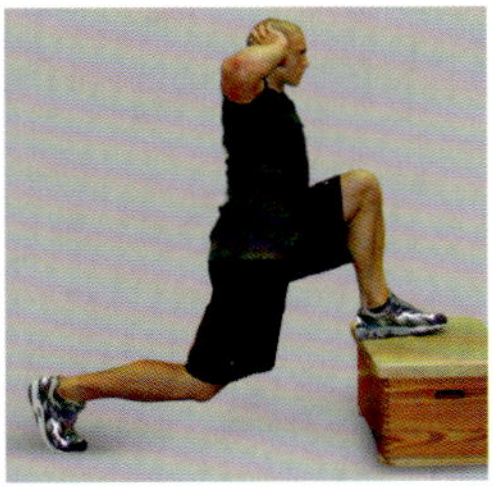

Beine & Hüfte
weiter Ausfallschritt
auf Kasten, Arme
hinter Kopf
Bewegung: Knie
beugen-strecken

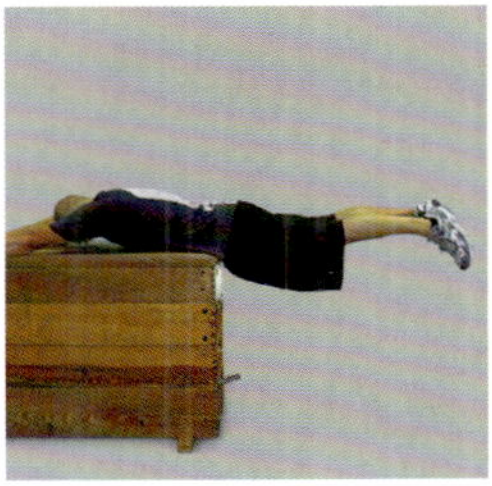

Rücken & Gesäß
Bauchlage auf Kasten,
Beine schweben,
Körperspannung
Bewegung:
Beine (Hüfte/Knie)
beugen-strecken

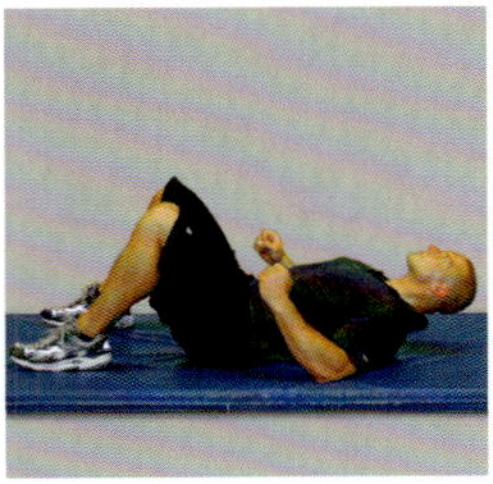

Rücken oben
Rückenlage,
Ellbogen neben
Körper in die
Matte drücken
Bewegung: Brust
hochschieben

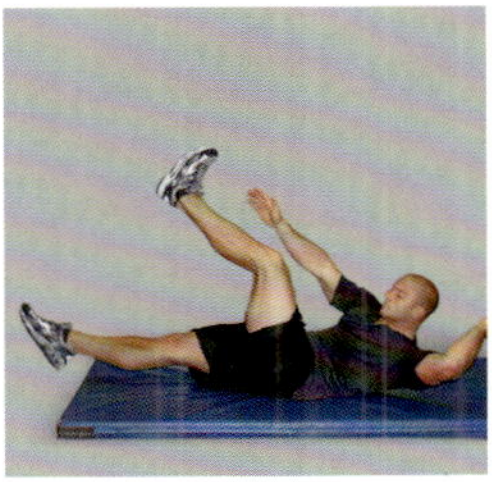

Bauch & Rumpf
Rückenlage, Beine
und Schulterblätter
abheben, rotieren
Bewegung:
abwechselnd hoch

7.3.10 Krafttraining mit Partner

Das Krafttraining mit Partner stellt eine besondere Herausforderung für die Trainierenden dar. Zum Einen muss der Trainingspartner bereit sein, eine gewisse körperliche Nähe einzugehen, zum Anderen müssen die Trainingspartner gut aufeinander abgestimmt sein oder sich zumindest vorsichtig an die Übungen herantasten. Die Partner müssen die für sie ideale Belastung suchen und die entsprechenden Widerstände behutsam an das Leistungsvermögen anpassen, um eventuell Verletzungen oder Überlastungen zu vermeiden. Als klare Vorteile dieser Art des Krafttrainings lassen sich die Motivation durch den Trainingspartner, die Variabilität der Übungen, der Spaß am gemeinsamen Sporttreiben und die individuell gute Dosierbarkeit der Belastungen herausstellen. Beim Training mit Untrainierten oder motorisch schwachen Menschen sollte man allerdings auf Übungen, bei denen die Körperspannung als absolute Vorraussetzung für ein unfallfreies Training gegeben sein sollte, eher verzichten. Die meisten Übungen können über die statische Haltedauer und den Hebelarm differenziert und entsprechend der individuellen Leistungsfähigkeit angepasst werden.

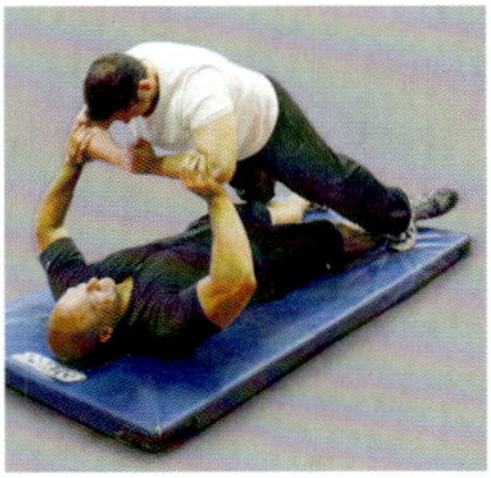

Brust & Arme
Rückenlage vs. Bauchlage, Partner hält Ellbogenstütz auf Händen des Partners
Bewegung: Untenliegender drückt

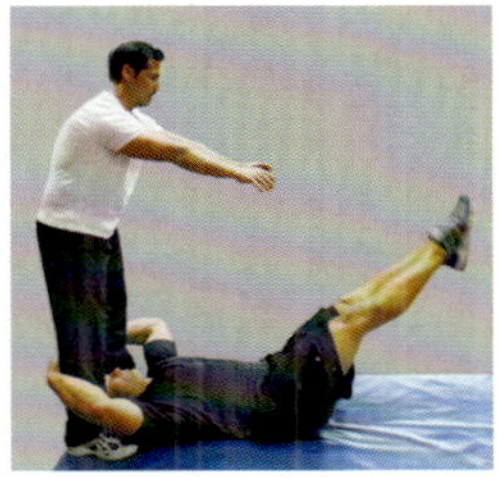

Bauch & Hüftbeuger
Rückenlage, Arme fixiert, Becken aufrichten, Beine lang
Bewegung: Beine abbremsen

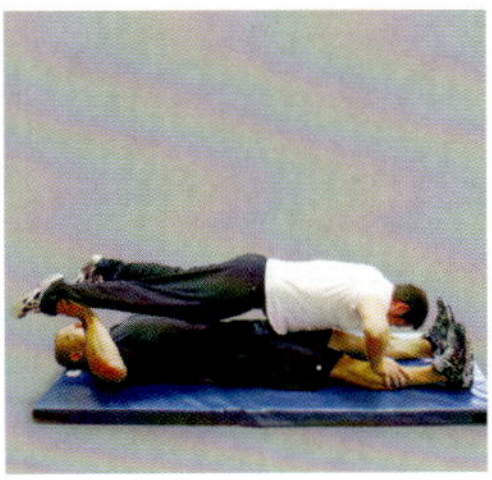

Brust & Körperspannung
Gegengleich lagern, Unterschenkel fassen, Körperspannung
Bewegung: abwechselnd drücken

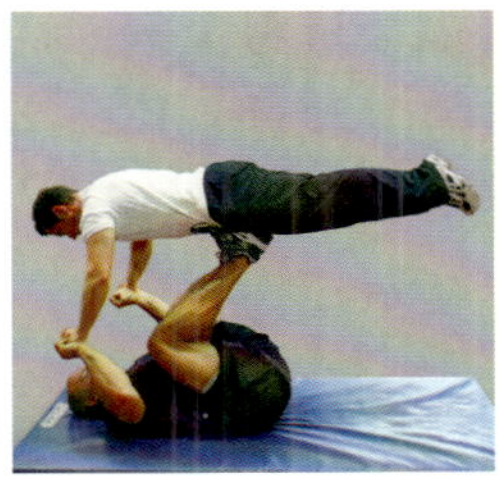

Beine & Körperspannung
Partner stützt mit Füßen das Becken, Körperspannung
Bewegung: Beinpresse hoch-tief

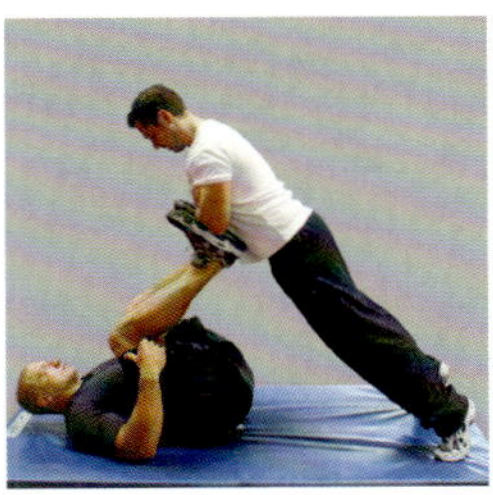

Beine & Körperspannung
Ellbogenstütz gegen Füße des Partners, Köperspannung
Bewegung: Beinpresse vor-zurück

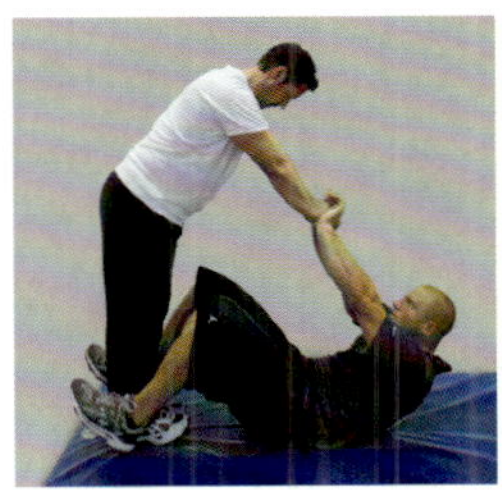

Bauch & Rumpf
Rückenlage, Füße in Boden drücken, Partner gibt Widerstand
Bewegung: Bauchpresse hoch-tief

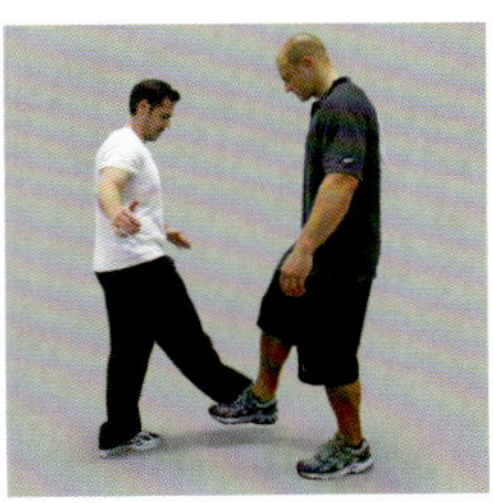

Hüfte & Abduktoren
einbeiniger Stand gegenüber, Beine lang, Außenfüße gegeneinander
Bewegung: statisch drücken

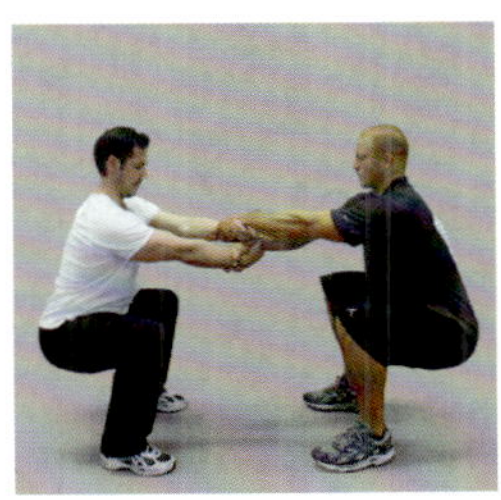

Beine & Hüfte
schulterbreiter Stand, Unterarme greifen, Kniebeuge eingehen
Bewegung: gleichzeitig hoch-tief

Weitere sehr anspruchsvolle und gleichzeitig spaßige Partnerübungen sind das Klettern um und über den Partner. Ein stabiler Stand sowie ein hohes Verantwortungsgefühl beider Partner sind eine absolute Vorbedingung, um die Übungen verletzungsfrei durchzuführen. Bei beiden Übungen sind Ausgangs- und Endposition identisch. Das Klettern um den Partner herum ist etwas einfacher und sollte zuerst durchgeführt werden. Für das Gelingen des Kletterns über den Partner ist das Durchführen eines Beines durch die gegrätschten Beine des Partners der entscheidende Schritt. Viel Erfolg!

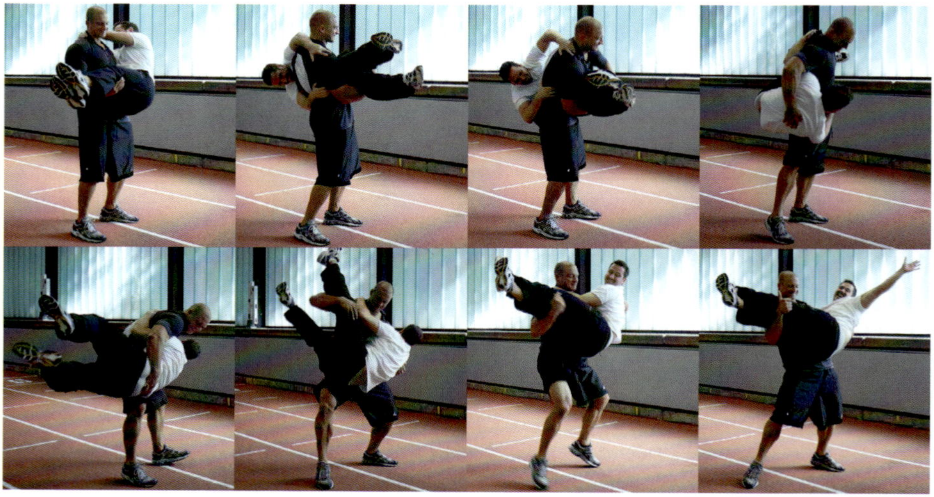

Abb. 205

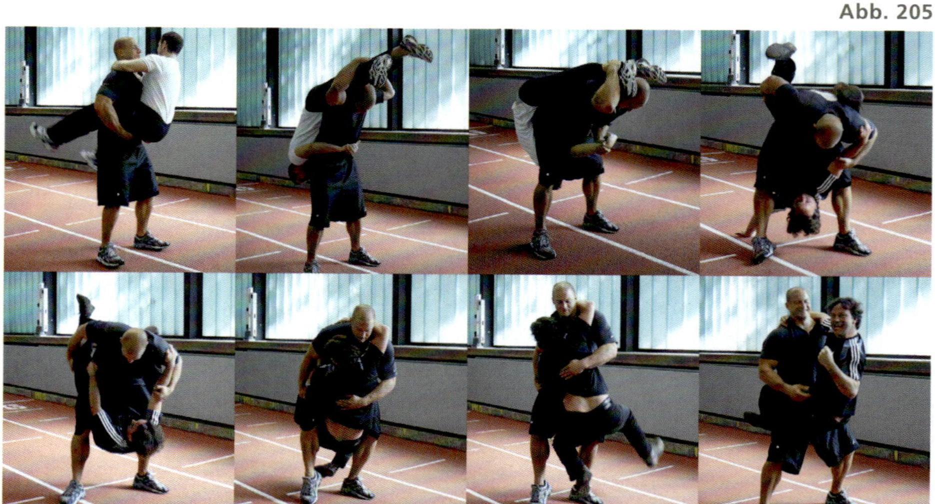

Abb. 206

7.4 Didaktische Hinweise für Trainer

„Denken Sie doch mal bitte NICHT an einen rosa Elefanten!" Durch die Negation einer Aussage erhöht sich die Wahrscheinlichkeit, dass der Empfänger das „nicht" im gesprochenen Satz entweder überhört oder er sich im Nachhinein nicht mehr darin erinnern kann. Aus diesem Grunde sollte der Trainer möglichst nicht den eventuellen Fehler erwähnen und ihn mit einem „nicht" versehen, sondern gleich die korrekte, positive Bezeichnung, z.B. einer Bewegung, benutzen. Wenn also der Trainer dem Sportler an der Beinpresse sagt: „Die Beine bitte nicht ganz durchstrecken!" dann könnte es durchaus sein, dass der Sportler eben dieses doch tut, ohne darüber nachzudenken. Wesentlich besser und einfacher für den Empfänger zu verstehen wäre die Aussage, die Beine bitte immer leicht gebeugt zu lassen! Da der Trainierende gleichzeitig mit mehreren neuen Erfahrungen (neues Trainingsgerät, optische Einflüsse, Umgebungslärm, etc.) konfrontiert wird, empfiehlt es sich, auf klare, einfache Anweisungen zurückzugreifen und nur die wichtigsten Punkte zu erwähnen. Seitens des Trainers ist für eine gute Fehlerkorrektur die exakte Kenntnis der anatomisch-funktionellen Voraussetzungen unabdingbar. Es muss klar sein, welche Muskulatur trainiert werden soll und welchen Gelenkeinsatz ein entsprechendes Training erfordert. Wird ein Bewegungsfehler durch den Trainer erkannt, sollte spätestens mit Beendigung des Trainingssatzes die Bewegungsausführung gestoppt werden. Einfache und klare Verbesserungsvorschläge, akustische, optische oder besonders auch einfache und dezente taktile Signale können dem trainierenden Sportler den korrekten Weg weisen. Eine durchdachte, positive Ausdrucksweise verleiht der Fehlerkorrektur Nachdruck. Die beste Methode, Fehler in der Ausführung zu vermeiden, ist eine eindeutige Einweisung in den Gebrauch der Übung. Die Erklärungen sollten mit wenig Worten eindeutig erfolgen und ggf. im Verlauf des Trainings wiederholt werden. Zu empfehlen ist eine möglichst bildliche Bewegungsvorgabe, die dem Trainierenden quasi keine „falschen" Varianten eröffnet. Beispielhaft könnte man bei der Übung „Brustpresse" die Bewegungsvorstellung „stell Dir vor, Du drückst Dich von den Griffen weg ins Polster..." geben, um das häufige Überstrecken der Gelenke und das Ablösen der Schultern von der Rückenlehne zu vermeiden. Eine exemplarische Vorstellung der korrekten Bewegungsausführung durch den Trainer ist ebenso sinnvoll wie das Aufrechterhalten des Blickkontaktes zum Übenden während der Bewegungsausführung.

Wichtiges für die Praxis:

- Positive Bewegungsidee vermitteln und negierte Anweisungen vermeiden (rosa Elefant)
- Übung korrekt vormachen
- Klare, einfache Vorgaben machen
- Den Trainierenden selbst „machen lassen"
- Blickkontakt halten
- So viel wie nötig aber so wenig wie möglich sprechen
- Wenn nötig, taktile Hilfestellung geben (Berührungen vorher ankündigen!)
- Die wichtigsten Punkte wiederholen
- Einen Alltagsnutzen für die Übung vermitteln
- Möglichst Spiegel oder Video als Feedbackverfahren nutzen

8 EXEMPLARISCHE TRAININGSPLÄNE

Im Folgenden sind 5 exemplarische Trainingspläne aufgeführt. Sie sind sukzessiv aufbauend für die Anwendung vom ungeübten bis zum geübten Kraftsportler geeignet.

- Minimalprogramm für „Anfänger“
- Programm für leicht Fortgeschrittene
- Programm zum Muskelaufbau für Fortgeschrittene (3 Tage/Woche)
- Programm zum Muskelaufbau für Fortgeschrittene (6 Tage/Woche)
- Programm zur Maximalkraftsteigerung für „Hochtrainierte“

Vorab und eventuell im Verlauf begleitend würde sich für Sportanfänger und Sportwidereinsteiger ein Krafttraining mit dem eigenen Körpergewicht anbieten. Die Reihenfolge sollte auf Grund der oben genannten Aspekte möglichst entsprechend der empfohlenen Abfolge eingehalten werden. Die Dauer der einzelnen Trainingsperioden ist abhängig von den Zielen und der körperlichen Verfassung des Trainierenden. Zu beachten ist, dass der Schritt vom Anfänger zum Fortgeschrittenen einige Monate, der Schritt vom Fortgeschrittenen zum Profi allerdings Jahre dauern kann. Der Trainingsplan sollte daher immer langsam unter der Verwendung zahlreicher Trainingsvariationen dem persönlichen Trainingszustand angepasst werden.

In einem Minimalprogramm für „Anfänger“ könnte an 2 Wochentagen mit 2 bis 3 Tagen Pause zwischen den Trainingstagen ein effektives Ganzkörpertraining erfolgen. Nach jeder absolvierten Übung wird zügig zur nächsten Station gewechselt. Die einzelnen Übungen sollten jeweils mit 15 bis 20 Wiederholungen entsprechend etwa 50 bis 65 % des 1 WM innerhalb von 45 bis 60 Sekunden absolviert werden. Der komplette Übungszirkel mit den Übungen Brustpresse, Ruderzug, Beinpresse, Beinbeuger, Crunches und Rückenstrecker sollte 2 bis 3 Mal innerhalb einer Trainingseinheit durchlaufen werden.

Ein anspruchsvolleres Trainingsprogramm für leicht fortgeschrittene Sportler wird nach demselben Prinzip 3 Mal pro Woche mit 1 bis 2 Tagen Pause pro Woche durchgeführt und durch die Übungen Lower Back, Bauchmaschine (anstelle von Crunches und Rückenstrecker) sowie Latzug, Beinstrecker, Seitheben, Bizepscurls, Wadenheben und Tricepsdrücken ergänzt (Tab. 3). Im Vergleich zum Anfängerprogramm werden einige Übungen ergänzt. Sollte der Belastungsaufbau zwischen den Programmen tatsächlich von einer Person durchgeführt werden, kann wahlweise auf einige Übungen verzichtet werden und diese erst nach einigen Wochen der Gewöhnungszeit hinzugefügt werden. Der Zirkel sollte zu Beginn einmal absolviert werden. Später kann er bis zu dreimal pro Trainingseinheit durchlaufen werden. Der Gerätewechsel zwischen den Übungen kann gemütlich vorgenommen werden und sollte optimalerweise immer zwischen Oberkörpermuskulatur und Unterkörpermuskulatur abwechseln. Die Intensität in den einzelnen Übungen

LEICHT FORTGESCHRITTEN: 3 TAGE PRO WOCHE

Montag	Dienstag	Mittwoch	Donnerstag	Freitag	Samstag
Bizepscurls	–	Bizepscurls	–	Bizepscurls	–
Bauchmaschine	–	Bauchmaschine	–	Bauchmaschine	–
Brustpresse	–	Brustpresse	–	Brustpresse	–
Beinpresse	–	Beinpresse	–	Beinpresse	–
Latzug	–	Latzug	–	Latzug	–
Wadenheben	–	Wadenheben	–	Wadenheben	–
Ruderzug	–	Ruderzug	–	Ruderzug	–
Beinbeuger	–	Beinbeuger	–	Beinbeuger	–
Seitheben	–	Seitheben	–	Seitheben	–
Beinstrecker	–	Beinstrecker	–	Beinstrecker	–
Tricepsdrücken	–	Tricepsdrücken	–	Tricepsdrücken	–

Tab.3: Trainingsplan für leicht fortgeschrittene Sportler

MUSKELAUFBAU 3 TRAININGSTAGE PRO WOCHE:

Montag	Dienstag	Mittwoch	Donnerstag	Freitag	Samstag
Quadrizeps:	–	**Pectoralis:**	–	**Latissimus:**	–
Kniebeuge	–	Bankdrücken	–	Klimmzüge	–
Beinpresse	–	Schr. Bankdrücken	–	Latzug	–
Beinstrecker	–	Cabelcross	–	Rudern	–
Deltoideus:	–	**Bizeps:**	–	**Trizeps:**	–
Seitheben	–	KH-Curls	–	T-drücken	–
Schulterpresse	–	Konz.-Curls	–	FrenchPress	–
Rev.Flys	–	Scott-Curls	–	Dips	–
Bauch:	–	**u. Rücken:**	–	**Bauch:**	–
Crunches	–	Hyperextension	–	Kabelcrunch	–
Rev. Crunches	–	Beinrückheben	–	Beinheben	–

Tab.4: Trainingsplan für den Muskelaufbau bei fortgeschrittenen Sportlern

sollte so gewählt werden, dass 10 bis 15 Wiederholungen entsprechend etwa 60 bis 70 % des 1 WM innerhalb von 30 bis 45 Sekunden durchgeführt werden können.

Anmerkung zu den Trainingsplänen: Es wurde teilweise auf Übungen zurückgegriffen, die nicht explizit im Buch aufgeführt werden. Die Übungsbezeichnungen sind größtenteils selbsterklärend oder in Kap. 7 bildlich dargestellt. Eine weitere Steigerung stellt das Programm zum „Muskelaufbau für Fortgeschrittene" dar (Tab. 4). Auf Grund der relativ hohen Intensität (8-12 WM entsprechend 70-80 % des 1 WM) sollte zwischen den einzelnen Übungen eine Pause von etwa 60 bis 90 Sekunden eingehalten werden. Für die Ausführungszeit jedes Satzes sollten 30 Sekunden angestrebt werden. Um Überbelastungen zu vermeiden, wird das „splittraining" gewählt. Je häufiger der Sportler in der Woche trainiert, desto intelligenter muss ein solches „splittraining" organisiert sein, um die benötigten Regenerationszeiten einhalten zu können.

Das auf 4 bis 6 Trainingstage pro Woche verteilte „Intensive Muskelaufbautraining für Fortgeschrittene" (Tab.5) stellt auch für den fortgeschrittenen Kraftathleten eine Herausforderung dar. Erneut werden die Trainingseinheiten nach dem Prinzip des „splittrainings" durchgeführt. Die Übungen sind in Stationen angeordnet. Trainiert der Sportler etwa 3- bis 4mal wöchentlich, ist die Zusammenstellung der Übungen (Muskeln) sekundär, da immer noch 3 bis 4 Tage kein Muskeltraining durchgeführt wird und die Muskulatur regenerieren kann. An jeder Station werden 3 aufeinander folgende Sätze mit 8 bis 12 Wiederholungen entsprechend eines 70 bis 80-prozentigen Krafteinsatzes innerhalb von 30 Sekunden durchgeführt. Vor jeder Übung sollte ein spezifischer Aufwärmsatz mit ca. 15 bis 20 Wiederholungen und leichtem Gewicht durchgeführt werden. Die Pausen zwischen den Sätzen sollten einen Rahmen von 60 bis 90 Sekunden nicht überschreiten.

Trainiert der Sportler jedoch häufiger, also 5- oder 6mal pro Woche, muss besonderes Augenmerk auf die Zusammenstellung der trainierten Muskeln gelegt werden. Es empfiehlt sich hier sogenannte Synergisten (Muskeln, die an derselben Bewegung beteiligt sind) zusammen in einer Trainingseinheit zu trainieren, damit die sogenannten Antagonisten (Gegenspieler einer Bewegung) entsprechend mindestens 2 Tage pausieren können. Geschieht dies nicht, kann im schlimmsten Fall ein Übertraining verschiedener Strukturen zu einer Leistungsstagnation, einem Kraftverlust oder sogar zu Überlastungsschäden führen.

Montag	Dienstag	Mittwoch	Donnerstag	Freitag	Samstag
Quadrizeps:	**Latissimus:**	**Pectoralis:**	**Quadrizeps:**	**Latissimus:**	**Pectoralis:**
Kniebeuge	Klimmzüge	Bankdrücken	Kniebeuge	Klimmzüge	Bankdrücken
Beinpresse	Latzug	Schr.Bankdrücken	Beinpresse	Latzug	Schr. Bankdrücken
Beinstrecker	Rudern	Cabelcross	Beinstrecker	Rudern	Cabelcross
Ischios:	**h.Deltoideus:**	**Bizeps:**	**Ischios:**	**Trizeps:**	**Deltoideus:**
Beinbeuger	Rev. Flys	KH-Curls	Beinbeuger	T-drücken	Seitheben
Waden:	**Trapezius:**	Konz.-Curls	**Waden:**	FrenchPress	**Rotatorenm.:**
Wadenheben	Schulterheben	Scott-Curls	Wadenheben	Dips	Aussenrotation
Bauch:	**Bizeps:**	**u. Rücken:**	**Bauch:**	**Bauch:**	**Trizeps:**
Kabelcrunch	Kabelcurls	Hyperextension	Kabelcrunch	Kabelcrunch	T-drücken
Beinheben	K-hantelcurls	Beinrückheben	Beinheben	Beinheben	Kickbacks

Tab.5: Trainingsplan für ein intensives Muskelaufbautraining für fortgeschrittene Sportler

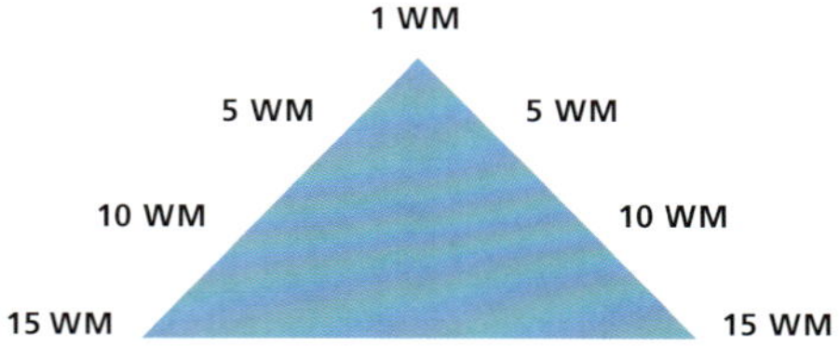

Abb. 207: Beispiel „spitze Pyramide".

Eine weitere Steigerung der Belastung stellt das Programm zur „Verbesserung der maximalen dynamischen Kraft" dar (Tab 6). Die Übungen werden im Pyramidensystem durchgeführt (Abb. 207). Unter **Pyramidentraining** versteht man die Durchführung mehrerer Sätze beginnend mit einem leichten Gewicht und vielen Wiederholungen wobei die folgenden Sätze mit höherer Intensität durchgeführt werden bis die „Pyramidenspitze" erreicht ist, d.h. dass mit hoher Intensität nur noch 1 Wiederholung durchführbar ist. Die Pyramidengestaltung lässt viele Varianten mit unterschiedlicher Schwerpunktsetzung zu, z.B. in Abhängigkeit von Trainingsperiode, Trainingsziel oder Trainingszustand.

Anschließend wird das Trainingsgewicht wieder verringert und die Wiederholungszahlen erhöht. Dieses umgekehrt proportionale Verhältnis von Intensität und Umfang wird meist in seinem kompletten Spektrum ausgenutzt, um alle Anpassungsprozesse zu aktivieren (Kraftausdauer, Hypertrophie, Maximalkraft). Eine Akzentuierung ist durch die einseitige Nutzung dieser Pyramide möglich, indem nur der aufsteigende Teil durchgeführt wird (vom Leichten zum Schweren) oder wahlweise nur der absteigende Teil durchgeführt wird (vom Schweren zum Leichten). Die verwendete Maximalkraft beziehungsweise die Zahl der Wiederholungsmaxima soll wie in oben gezeigter Abbildung erfolgen. Die Pausenzeit zwischen den Sätzen liegt bei 1 bis 2 Minuten. Da das Maximalkrafttraining eine sehr hohe Belastung darstellt, sollte es 4 Wochen nicht überschreiten.

MAXIMALKRAFT: 3 TRAININGSTAGE PRO WOCHE:

Montag	Dienstag	Mittwoch	Donnerstag	Freitag	Samstag
Quadrizeps:	–	**Pectoralis:**	–	**Latissimus:**	–
Kniebeuge	–	Bankdrücken	–	Latzug	–
Deltoideus:	–	**Bizeps:**	–	**Trizeps:**	–
Schulterpresse	–	Konzentrations-	–	T-drücken	–
Bauch:	–	Curls	–	**Bauch:**	–
Crunches	–	**u. Rücken:**	–	Beinheben	–
Extra:	–	Hyperextension	–	**Extra:**	–
Reißkniebeuge	–	**Extra:** Shrugs/	–	Kreuzheben	–
	–	Schulterheben	–		–

Tab. 6: Übungsvorschläge für das Training der Maximalkraftsteigerung für Hochtrainierte

LITERATUR

Baechle, T.R., Earle, R.W.: Essentials of strength training and conditioning.
Champaign: Human Kinetics, 2008.

Bird, S.P., Tarpenning, K.M., Marino, F.E.: Designing resistance training programmes to enhance muscular fitness. A review of the acute programme variables.
Sports Medicine 2005: 35, 841-851.

Boeckh-Behrens W.U., Buskies W. Fitness-Krafttraining. Reinbek: RoRoRo 2007.

Buskies, W.: Sanftes Krafttraining: Unter besonderer Berücksichtigung des subjektiven Belastungsempfindens. Köln: Sport und Buch Strauß 1999.

De Marées, H.: Sportphysiologie. 9. Auflage. Köln: Sportverlag Strauß, 2003.

Dudel, J., Menzel, R., Schmidt, R.F. Hrsg. Neurowissenschaft. Vom Molekül zur Kognition.
2. Auflage Berlin, Heidelberg: Springer, 2001.

Goldenberg, L. und Twist, P.: Strength Ball Training. Champaign, IL: Human Kinetics, 2006.

Grosser, M., Starischka, S. und Zimmermann, E.: Das neue Konditionstraining. 10 Auflage.
München: BLV Sportwissen, 2008.

Henneman, E.: Recruitment of Motoneurons: the size principle. DESMEDT, J.E.: Motor unit types, recruitment and plasticity in health and desease. Progress in Clinical Neurophysiology 1981 9, 26-60.

Henneman, E., Somjen, G., Carpenter, D.O.: Excitability and inhibitability of motoneurons of different sizes. J Neurophysiol 1965: 28, 599 – 620, 1965.

Hill, A.V. The design of muscles. British Medical Bulletin 1956: 12, 165.

Hollmann, W., Strüder, HK.: Sportmedizin: Grundlagen für körperliche Aktivität, Training und Präventivmedizin. 5. Auflage. Stuttgart: Schattauer, 2009.

Huxley , H.E.: The mechanism of muscular contraction. Science 1969: 164, 1356

Kempf, D., Schmelcher, F.und Ziegler, C.: Trainingsbuch Thera-Band. Reinbek: Rowohlt, 2004.

Kessler, K., Lippmann, R.,: Gymnastik für Judoka III – Gymnastik mit dem großen Ball:
Lehrvideo Overath: Kessler Video Productions, 1998.

Komi, P.V.: Kraft und Schnellkraft im Sport – Enzyklopädie der Sportmedizin, Band 3,
Köln: Deutscher Ärzte Verlag, 1994.

Müller-Wohlfahrt, H.W. und Schmidtlein, O.: Besser Trainieren, München:
Zabert Sandmann, 2007.

PROTOKOLL ZUR EMPIRISCHEN BESTIMMUNG DER DYNAMISCHEN MAXIMALKRAFT (NACH BAECHLE 1999)

Aufwärmung

1. 5 - 10 Wdh. mit geringem Gewicht (_____ x _____ kg)
   1 - 2 min Pause

2. 3 - 5 Wdh. mit hohem Gewicht (Tabelle) (_____ x _____ kg)
   2 - 3 min Pause

Bestimmung der Maximalkraft (1 WM)
Gewicht für Versuch 1 anhand der Tabelle abschätzen!
3 - 4 min Pause zwischen den einzelnen Versuchen!

	Gewicht (kg)	gültig / ungültig	Anpassung in kg	Bemerkung
Versuch 1				
Versuch 2				
Versuch 3				

Versuch gültig (Bewegungsamplitude vollständig ausgeführt): ____________

Erhöhung des Gewichts um 5-10 % für obere Extremitäten und Rumpf bzw. 10 - 20 % für untere Extremitäten.

Versuch ungültig (Bewegungsamplitude nicht vollständig ausgeführt): ________

Reduzierung des Gewichts um 2,5 - 5 % für obere Extremitäten und Rumpf bzw. 5 - 10 % für untere Extremitäten.

Wichtige Hinweise:

- Auf richtige Technik achten
- Maximal 3 Versuche zur Bestimmung des 1 WM!

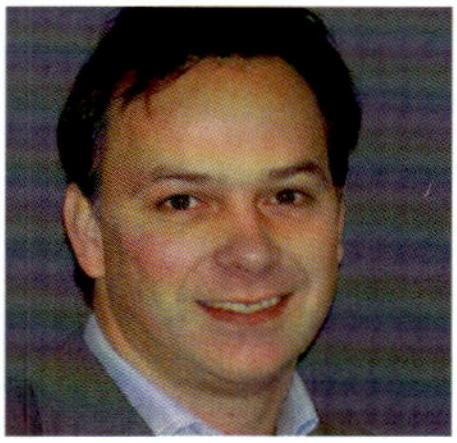

Dr. med. Dr. Sportwiss. Thorsten Schiffer, Diplom-Sportlehrer 1998. Seit 2003 Facharzt für Chirurgie. Spezialisierung in Chirotherapie, Sport-, Tauch- und Notfallmedizin. Bis 2007 Lehrtätigkeit im Institut für Motorik und Bewegungstechnik – Leichtathletik, Schwimmen, Turnen an der Deutschen Sporthochschule Köln (DSHS). Erforschung leistungsphysiologischer und anatomisch-struktureller Anpassungen an Kraft- und Ausdauertraining. Seit 2007 Leiter der Ambulanz für Sporttraumatologie und Gesundheitsberatung der DSHS.

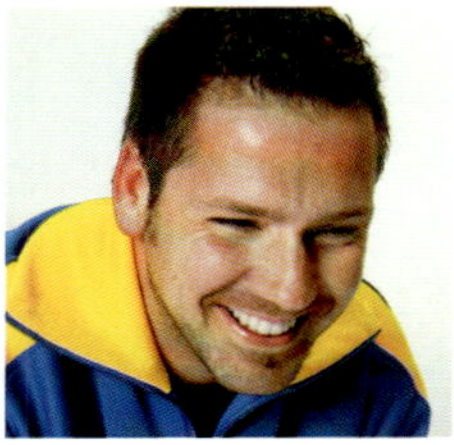

Dipl. Sportwiss. Stephan Geisler, Diplomsportlehrer. Seit 2003 Dozent für Krafttraining und Gewichtheben an der DSHS. Leiter der Fitnesstrainerausbildung der DSHS und Referent auf Fitnesskongressen. Erfahrener Kraftsportler und Betreuer von verschiedenen Athleten. Wissenschaftliche Tätigkeit im Rahmen der angestrebten Promotion zum Thema „Molekulare Analyse trainingsbedingter Skelettmuskeladaptation".

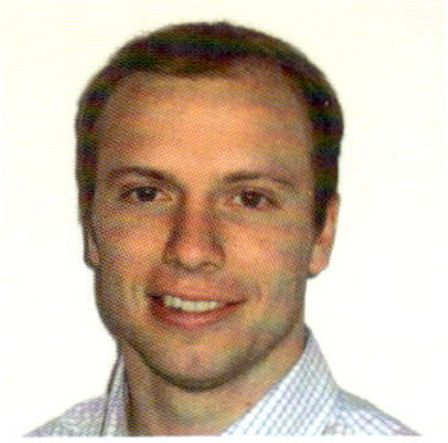

Dr. Sportwiss. Andreas Mierau, Diplomsportwissenschaftler und Toyota-Preisträger. Seit 2005 Lehre und Forschung am Institut für Bewegungs- und Neurowissenschaft der DSHS. Dort unter anderem hauptverantwortlich für die sportpraktische Ausbildung in den Bereichen Kraft-, Ausdauer-, Koordinations- und Spielfähigkeit. Zusätzlich Forschung in den Bereichen Leistungsphysiologie und Motorik. Leistungsdiagnostische Betreuung im Profi-Fußball.

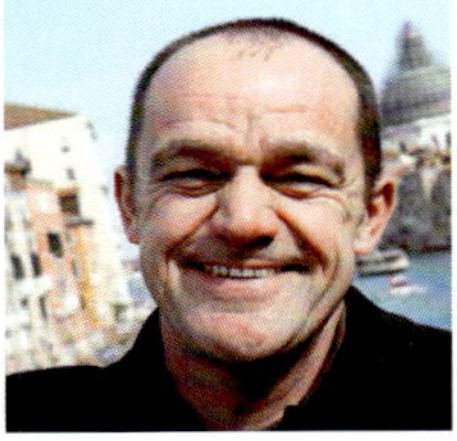

Dr. Sportwiss. Axel J. Knicker, Diplomsportlehrer. 1991 Promotion zum Dr. Sportwiss. in Biomechanik und Sportmedizin. Lehrtätigkeit in Leichtathletik, Krafttraining, Biomechanik und Trainingswissenschaft am Institut für Bewegungs- und Neurowissenschaft der DSHS. Forschung zur neuromuskulären Ermüdung, Krebstherapie, Biomechanik der Würfe.

WEITERFÜHRENDE LITERATUR ZUM KRAFTTRAINING
im **SPORTVERLAG** ***Strauß***

Marées, Horst de
Sportphysiologie
9., vollst. überarb. u. erweit. Aufl. 2003. Bearb. von H. Heck und U. Bartmus.
800 Seiten. 256 Abb. 17 x 24 cm. Hardcover
ISBN 978-3-939390-00-8
€ 44,90

Wirth, Klaus
Trainingshäufigkeit beim Hypertrophietraining
1. Aufl. 2007. 202 Seiten. 35 Abb. 151 Tab. 15 x 21 cm. Kt. (Wissenschaftliche Berichte und Materialien des Bundesinstituts für Sportwissenschaft, 2007,16)
ISBN 978-3-939390-47-3
€ 27,00

Killing, Wolfgang; Hommel, Helmar
Bundestrainerforum „DLV-Kraftkonferenz"
15./16.11.2008 in Potsdam. Eine Zusammenstellung der DLV-Trainerschule.
1. Aufl. 2009. 172 Seiten. 27 Abb. 34 Tab. 15 x 21 cm. Kt.
(Hrsg. Bundesinstitut für Sportwissenschaft)
ISBN 978-3-86884-495-5
€ 18,80
